一食一品つくるだけで栄養がしっかりとれる

シニアごはん

医学博士・管理栄養士
本多京子

KODANSHA

はじめに

一般に五十五歳からが「シニア世代」と言われていますが、私自身、シニア世代に突入して二十年が経ちました。もはやベテランシニア世代となった今、感じることは、シニア世代は一年一年変化の中にいるということです。

テレビや新聞を通じて、同世代の方々が何を感じているのかを思うに、「食」に悩んでいる方が実に多いと感じています。年金生活で収入が減る中、物価が上がり、世の中の動向を見るにつけ、気持ちがふさぎがちになっても不思議ではありません。そんな中、外へ外へと気持ちが向き、趣味をつくろうと努力されている方も多いと聞きます。それはそれで、とてもよいことですが、無理に外へ気持ちを向けなくても、身近に楽しみを見つけてもよいのではないか、といつも感じています。

私は子どものころから家が好き。家の中でできる楽しいことはいろいろあって、家の中のこまごまとしたことをやっていると、毎日が心地よく過ごせるようになります。そして、一日三食の食事を決めた時間にとると、暮らしも整い、一食一食を大事にすれば、栄養バランスもよくなって健康になり、気持ちも前向きになります。

そう考えるとシニア世代にとって、幸せの第一歩は、「丁寧に暮らすこと」なのではないかと考えるようになりました。だからと言って、何もかも丁寧に、完璧にやろうと思うと、疲れてしまいます。そこで、

まず「一食一品」だけ、つくるところから始めてみてはいかがでしょう?

この本では、一食一品つくるだけで、栄養がしっかりとれるアイデアを、いろいろご紹介しています。

世の中、どんどん手間を省く傾向にあり、書店の料理本コーナーには、「ずぼら」「100%手抜き」などの文字が躍っています。世の中が、簡単なほうへ、楽なほうへと流れていく一方で、シニア世代にとっては、頭や手先をある程度使うことは、老化防止や認知症予防にもなり、何もかも簡単にすることは、必ずしもおすすめできません。また、料理は先を見越して作業をしなければ、うまくいきません。そういった点からも、食事の支度に「少しの手間」をかけることは、健康寿命を延ばすことにもつながります。

この本では、はっきり申し上げて、手間はそれほど省いていません。そのかわり、難しい栄養の話を、これ以上できないほど、簡単にしました。効率よく、少しの手間で、栄養バランスが自動的に整う方法をご紹介しています。

長年「食」の仕事に携《たずさ》わってきましたが、以前、あるお仕事で、当時の駐日イギリス大使に「子ども時代に家でよく食べた紅茶に合うデザートで記憶に残っているものはありますか？」とお聞きしたことがあります。大使は、「トライフル」とお答えになりました。

トライフルとは、残ったスポンジケーキやビスケットなどを細かくして、細長いグラスに入れ、ホイップクリームやフルーツなどを何層にも重ねてつくるデザートです。とてもおいしくて紅茶によく合います。カフェで出てくるようなすてきな一品ですが、実は材料は残り物。イギリスには、古いものを再生させて新しいものをつくる文化があります。パンプディングも同じ原理ですが、昔の人は、ちょっとした残りものでも無駄にせず、変身させて、まったく新しいものにアレンジして、飽きずに全部食べきるという知恵があったのだなあ、と感心します。

私は、毎日の食卓も、トライフルのようであれば、一番いいのではないかと思っています。ご夫婦二人だけ、あるいはお一人だけになったとしても、アレンジする方法を知っていれば、我慢して毎日同じものを食べ続ける必要はありません。

シンプルにつくって、無駄なく展開させながら、毎日少しずつアレンジしていく。

この本では、そんなアイデアもご紹介しています。

シニア世代のみなさんは、料理についてはもうベテランの方もいらっしゃるでしょう。一方で、今までお仕事に集中されていて、料理は初心者の方もいらっしゃるかもしれません。料理のよい所は、どんな経験も必ず役に立つことです。これまでの経験を生かして、一食一食工夫をすれば、毎日がきっと楽しくなります。

この本が、どなたにとっても、新鮮な喜びをお届けできる、トライフルのような本になれば幸いです。

本多　京子

目次

第一章　シニア世代の献立

第二章　シニア世代の買い物術

第三章　シニア世代の食生活

第四章　シニア世代の食の知恵

第五章　シニア世代のアイデア料理

第六章　シニア世代のキッチン

第七章　シニア世代のおやつ

本書を読む前に

・文中の（　）内のページは参照していただきたいページです
・材料のめんつゆは三倍濃縮タイプの分量です
・電子レンジの加熱時間は６００Ｗの場合の加熱時間を表示しています

第一章

シニア世代の献立

——食は自立の第一歩

手間いらずより「少しの手間」

私は、「すぼら」「手抜き」「簡単」といった言葉があまり好きではありません。ひところ「一汁一菜《いちじゅういっさい》」という言葉が流行《はや》りましたが、「一汁一菜」とは、ご飯と汁物だけの献立で、その汁物の中にすべての栄養を入れてしまう、という考え方で、とても手軽でした。忙しい働く世代に広く受け入れられ、現在も、ある意味一つの文化として、食卓に定着している観があります。

でも、この言葉の背景には、まったく食事をつくらなくなりつつある日本人に対して、「つくらざるもの食《く》うべからず」という強いメッセージがありました。最低限、自分の食べるものは自分でつくろうよ、そのために手間を極限までそぎ落とした究極のシンプルな食卓。それが一汁一菜でした。

しかしながら、日本にはそもそも「一汁三菜《いちじゅうさんさい》」という言葉があります。ご飯と汁物に、主菜・副菜・副副菜《ふくふくさい》と、三つのおかずがつくスタイルで、これが一番栄養バランスのよい献立とされています。三つもおかずをつくるのは、大変なことのようにも聞こえますが、私は、健康を維持し、栄養バランスのよい食事をとるためには、一度の食事でさまざまな味覚を味わうことが必要だと考えています。特にシニア世代にとっては、脳の老化防止にもなります。

ただ、本来10の手間がかかるとするなら、工夫をして効率よくすれば、手間は半分の5までは減らせると思います。そして5のうち4まで、予《あらかじ》めやっておけば、毎日の食事は、仕上げの1だけですみます。この予め4までやっておく作業を、私は「手間貯金」と呼んでいます。

若い世代はどれだけ食事の手間を省いても、栄養さえきちんと摂れれば、問題ないでしょう。でもシニア世代は、一週間に半日だけでよいので、「手間貯金」の時間をとって、やる気100％で食にのぞんでほしいと思っています。世の中は、手軽に、手軽にと、手間を省くほうへ進んでいる時代に、逆行することを言うようですが、今は、いろいろな意味で手軽さのしっぺ返しがきている時代でもありますから、こういう面倒なことを発信する人も必要だと思っています。

シニア世代は、食に関しては貪欲《どんよく》であってほしいと思います。そうすれば、きっと毎日が楽しくなりますし、間違いなく健康寿命も延びることでしょう。

「一汁三菜」と「五味五色五法」

一汁三菜にすれば栄養バランスはよくなりますが、それに加えて、「五味五色五《ごみごしょくご》法《ほう》」という言葉もあります。

私はかつて、ラグビーやプロ野球、マラソンなど、スポーツ選手の栄養指導も担当しましたが、そのときも献立をつくるにあたって、栄養計算をしてからメニューを決めたことは一度もありません。一汁三菜と五味五色五法をテーマに、**「旬の素材を使うこと」「調理の手間を省くこと」**、この二点をプラスして決めていました。証拠合わせに栄養計算をすると、いつも、100%パーフェクトな献立に仕上がっていました。**一汁三菜と五味五色五法は、自動的に栄養が整う「全自動献立」なのです。**一汁三菜を少し詳しく説明すると、

- **ご飯…**一食につき茶碗一杯食べる。目的は**体と脳のエネルギー**補給
- **一汁…**必ずしも汁物でなくても、水でもお茶でもよい。目的は**水分**補給
- **三菜…**主菜で**たんぱく質**、副菜・副副菜で**ビタミン、ミネラル、食物繊維《せんい》**を補給

献立

となり、自動的に栄養バランスが整います。五味五色五法を詳しく説明すると、
・**五味**…甘味、塩味、酸味、苦味、うまみの五味をそろえる
・**五色**…赤、黄、緑、白、黒の五色をそろえる
・**五法**…生《なま》、煮る、焼く、蒸す、炒める（または揚《あ》げる）の五つの調理法を使う
となり、塩分が気になる人にも、糖分が気になる人にも、脂肪が気になる人にも、自動的に分散されて過多にならないことがお分かりいただけるかと思います。昔の人が言い伝えてきたことは、やはり的を射《い》ているなと、いつも感心します。

食材を多品目とることは、それだけで栄養バランスがよくなります。そのため、かつては「一日30品目食べましょう」というスローガンも掲げられていましたが、毎日30品目数えるのはなかなか難しく、うどんに七味をかけて「八つ」と数える人もいて、なかなか食卓に定着しませんでした。でも、この方法なら、神経質に数える必要はなく、なんとなく心がけておくだけで、多品目をバランスよくとれる、という便利さがあります。食材を多品目とるための料理のコツは、一つ一つをつくり込まないことです。シンプルな調理に留《とど》め、最後まで仕上げず途中でやめておくことが大事です。そうしておけば幅広いアレンジに対応できるからです。

本多流！　シンプル献立法

便利な五味五色五法ですが、そのまま毎日の食卓に取り入れるのはとても大変です。そこで、シニア世代が無理なくできる「シンプル献立法」を考案しました。

①一汁一飯を基本とする→ただし、「一汁」はお茶でも水でもよい

ご飯は茶碗一杯。汁物は、冬の寒い時期には体が温まりますが、逆に塩分過多になりかねません。単純にお茶かお水、時にはビールでもよいでしょう。

②三菜に当たる主菜・副菜・副副菜→三つのうちつくるのは一つだけ

あとの二つは、和えるだけ、焼くだけ、温めるだけ、切るだけにしましょう。ときには、つくるものが一つもない日があってもよいでしょう。そのためには、買い物の後《あと》、食材を冷蔵庫に入れる前にある程度下ごしらえをしておくことです。負担にならない程度の、シンプルな下ごしらえを提案します（Ｐ20～47）。

③五味→できるだけ味が重ならないようにする

五味すべて用意するのは至難《しなん》の業《わざ》ですが、せめて、同じ調味料を使わないようにしましょう。主菜が肉じゃがのような、しょうゆを使った煮物なら、副菜は酢の物やサラダにするなど、重ならないようにします。

④五色→三色とする

毎食摂るべき栄養素を、誰でも見れば分かる「色」で、「赤系」「緑」「白系」の三つに分けました。三つのおかずに、必ず赤系か緑を入れると栄養バランスがよくなります。野菜の色分けは、皮をむいたときの内側の色で判断してください。きゅうりは皮は緑ですが、中は白いので、「白系」になります。

⑤五法→できるだけ調理法が重ならないようにする

五法すべてを使うのは難しいので、せめて調理法が重ならないようにしましょう。すべて炒め物、すべて生のまま、などを避けて、主菜が炒め物なら、副菜はレンジ蒸しにするなど、重ならないようにしましょう。

冷凍庫に収納する場合は、下ごしらえした食材を、栄養素別に分けておけば、異なる場所からとり出すだけで栄養バランスが整うので、とても便利です（P19）。多品目とるためには小さな保存袋で、きれいに整理しておくこと。そうすれば、足りなくなったものをすぐチェックできるので買い物も楽になります。

献立例❶

主菜（ぶりの照り焼きＰ23上）は焼くだけ。副菜（青菜のじゃこ和えＰ98下）、副副菜（切干し大根のフルーツ和えＰ114左）は和えるだけ。ほとんど手をかけずに一汁三菜ができる

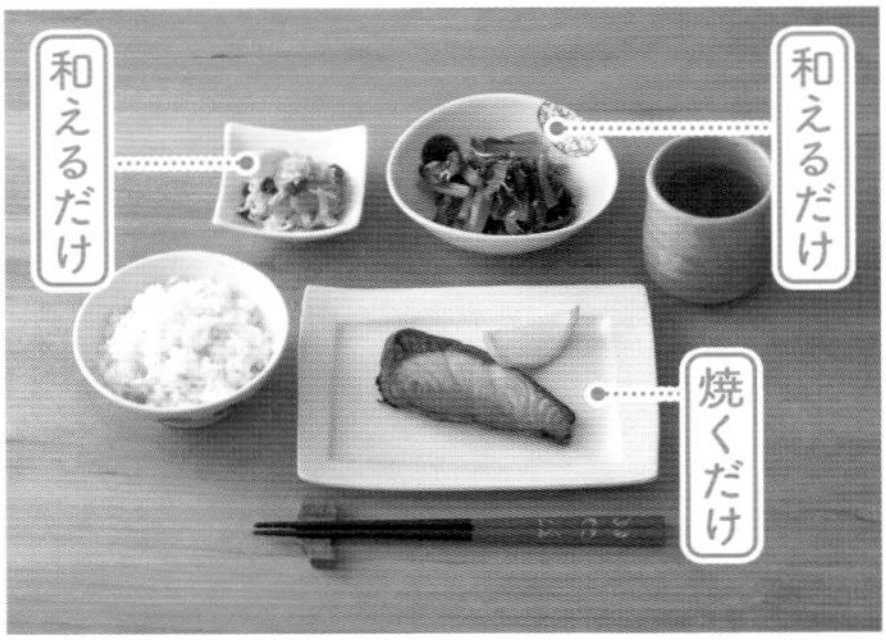
和えるだけ
焼くだけ
和えるだけ

献立例❷

つくるのは副菜（きゅうりのかにかま和えＰ55）だけ。主菜（ひき肉ステーキＰ22中）は焼くだけ。つけ合わせの生野菜を副副菜と数える。スープ（Ｐ119）があれば添える（なければ水でもよい）

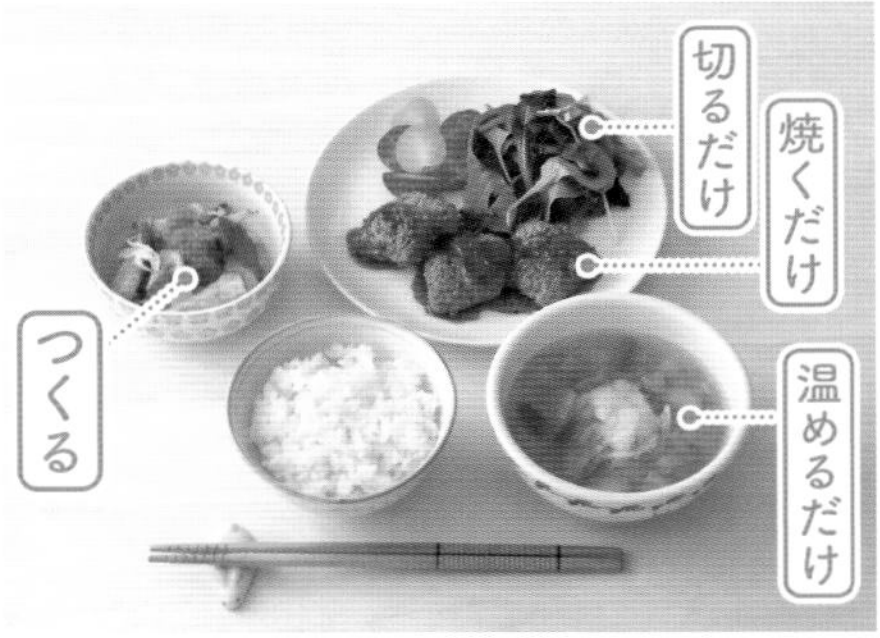
切るだけ
焼くだけ
温めるだけ
つくる

献立例❸

つくるのは主菜（さんまのかば焼き缶の柳川風Ｐ111下）だけ。副菜（残り野菜の重ね蒸しＰ103下）は温めるだけ。副副菜（ひじきのねぎ油和えＰ115左）は和えるだけ

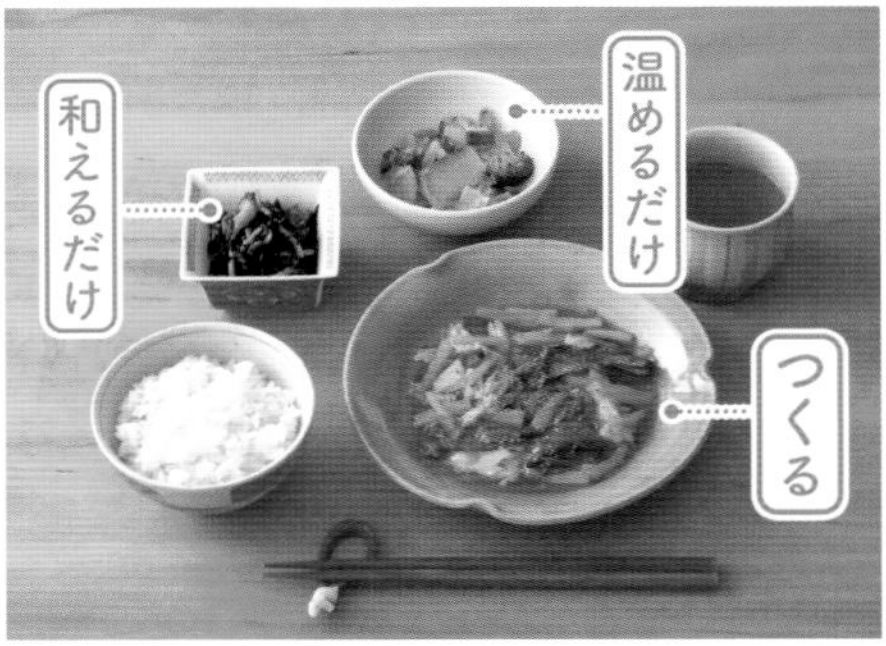
温めるだけ
つくる
和えるだけ

献立

献立の決め方3ステップ（P18献立例❶の場合）

1 主菜を決める （例）つけおき冷凍したぶりをフライパンで焼く

今日食べたほうがよいものを選ぶ。昨日は肉だったから今日は魚、など順番でもよい。その素材にあった調理法で和・洋・中を決める。

2 副菜を決める （例）冷凍青菜をじゃこで和える

副副菜を決める （例）冷蔵の切干し大根をドライフルーツで和える

主菜・副菜・副副菜は、色・調理法・味つけが重ならないようにする。

3 ご飯と、お茶かお水を添える

冷凍庫にも地図をつくっておけば、迷わず献立を決められます。私は魚をできるだけ食べようと努力しているので、一段目に魚を入れて、二段目に肉、三段目にそれ以外を入れています。

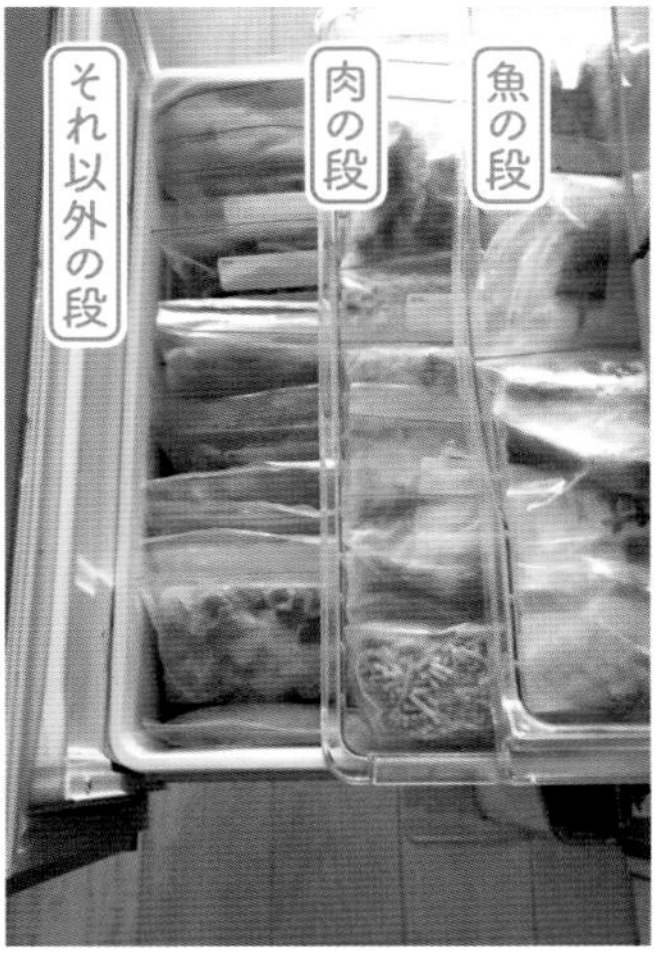

主菜

肉　魚

主菜の材料になるお肉やお魚は、買ったその日に食べる分以外は、すべて冷凍保存がおすすめです。お肉もお魚も、買うときは、大きいパックのほうが割安です。今日は安いな、と思う日があれば、一人暮らしでも保存法さえ知っていれば、大きいお得なパックを買えます。

一食分ずつ小分けにして冷凍するなり、下ごしらえして冷凍するなり、自由でよいと思いますが、買ってきたパックのまま冷凍しないようにしましょう。買ってきたパックのまま冷凍すると、空気にふれる面積が広い分、冷凍保存とはいえ、酸化が進んで傷みやすくなります。

小分けにした場合は、ラップで包んでから保存袋に入れます。できるだけ空気にふれないようにすることが、上手な冷凍保存のポイントです。また、保存袋に入れたら、できるだけ平らにして、厚みが出ないように広げておくと解凍が楽です。

●肉

お肉は一食分60～80g程度が目安。パッケージに重さが書いてあるので、大体70で割ると何回分か分かります。280gのお肉なら、四回分。300gでも大体のところで四回分。予め小分けにして、冷凍しましょう。面倒なら、指を除いた手のひらサイズの目分量で分けても大丈夫です。

シニア世代になったら、塊肉《かたまりにく》はあまり買わなくなり、カレーももっぱらひき肉でつくるようになりました。塊を買ったときは塩豚や煮豚にしてから、スライスしたり、細かくほぐしてから冷凍しています。

●魚

シニア世代になったら、何を食べたら元気でいられますか？　とよく聞かれます。一言でいうなら「青菜と青魚」です。

私は冷凍庫に常に数種類のお魚を入れておくようにしています。生ざけなど、味が淡白なものなら、つけ置き冷凍が便利。冷凍している間に、味がしみ込んで、焼くだけでおいしい主菜になります。和風、洋風、いくつかつけだれのパターン（P23中）を知っておくと、毎日でも飽きずに食べられます。塩がしてあるお魚なら、酒だけふって冷凍すれば、和洋問わず使えます。

肉

薄切り肉（豚または牛）

数枚重ねてラップで包んでから冷凍保存袋に入れて冷凍保存

冷凍

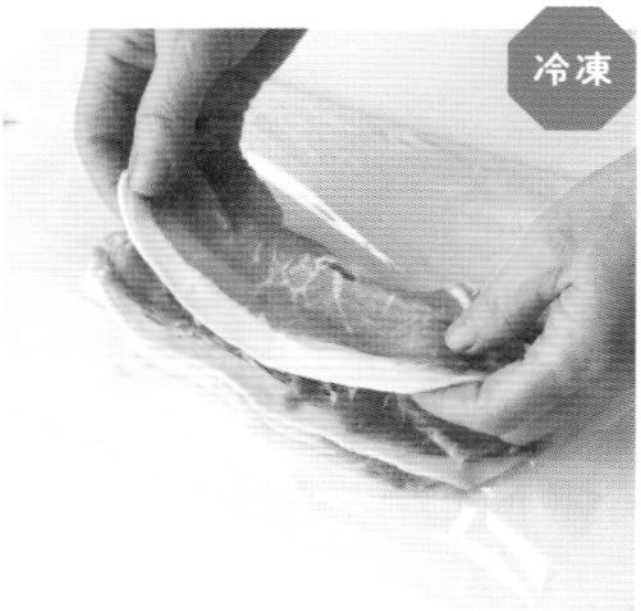

アレンジアイデア

和風：ミルフィーユステーキ（P127）
洋風：粉チーズとパン粉をまぶして焼く
その他：一口大に切って炒め物やカレーに

ひき肉（豚、合びき、鶏）

にんにくペーストとしょうがペーストを混ぜ、ラップで包んで冷凍保存袋に入れ、菜箸で筋をつけて冷凍保存

冷凍

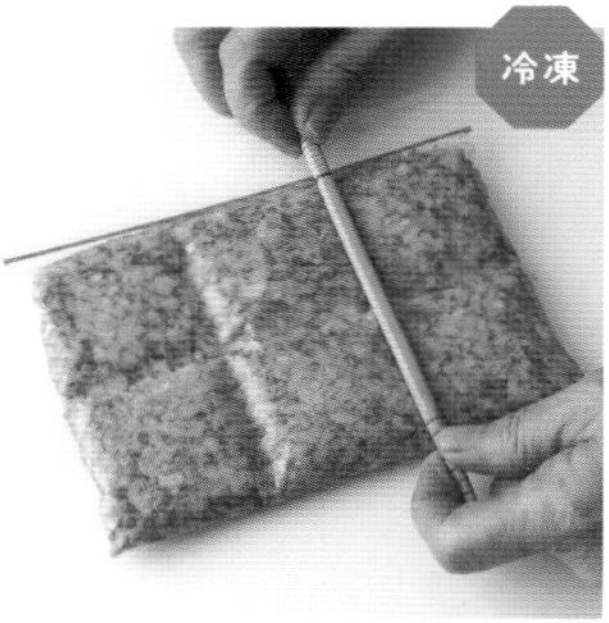

アレンジアイデア

和風：そのまま焼いてひき肉ステーキ（P18中）
洋風：ミートソース、ロールキャベツ
その他：半解凍で丸めて肉だんご鍋

鶏ささみ肉

筋をとり除き、酒・塩少々をふってフライパンで蒸す。蒸し汁ごと冷凍保存袋に入れて、冷凍保存

冷凍

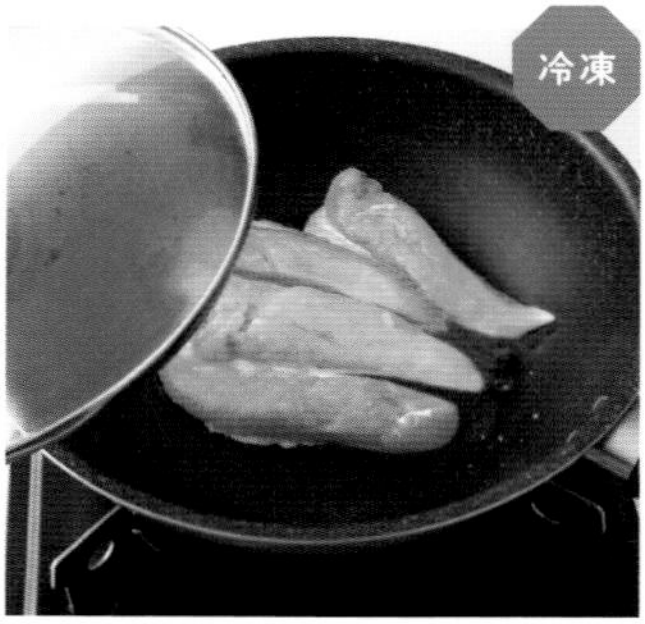

アレンジアイデア

和風：裂いて酢の物
洋風：ピカタ（P111上）
その他：裂いてねぎ油（P103上）で和える

冷凍 …冷凍保存できるもの　冷蔵 …冷蔵保存できるもの

主菜

魚

生ざけ・ぶり・さば

好みの味をつけ、つけ汁ごと冷凍保存袋に入れ冷凍保存

冷凍

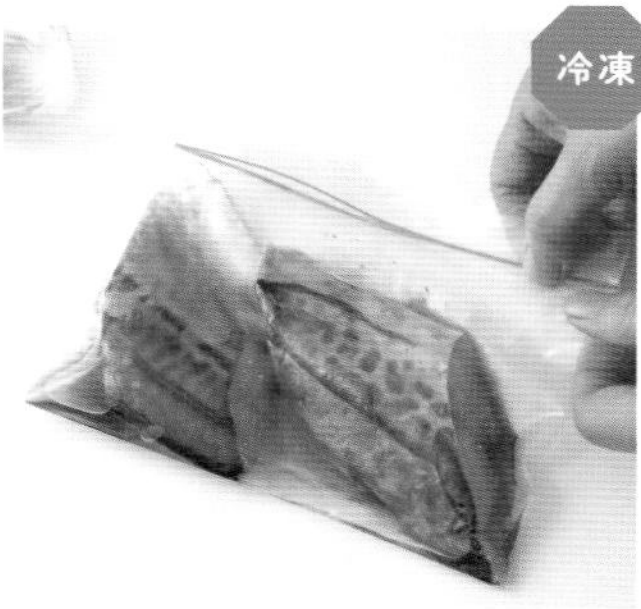

アレンジアイデア

和風：しし唐やピーマンと焼いて照り焼き
洋風：バターソテーしてレモンを添える

魚の種類別おいしいつけだれ（2切れ分）

●生ざけ・ぶり・さば
和風：しょうゆ…小さじ2
　みりん…小さじ2
洋風：塩・こしょうをふる
　にんにくペースト…少々
　白ワイン…大さじ1

●かじきまぐろ
洋風：塩・こしょうをふる
　ヨーグルト…大さじ3
　カレー粉…小さじ1

●たら
洋風：塩・こしょうをふる
　ローズマリー、タイムなどハーブ…少々
　白ワイン…大さじ1

甘塩たら

酒少々をふって、昆布で包み、冷凍保存袋に入れ、冷凍保存

冷凍

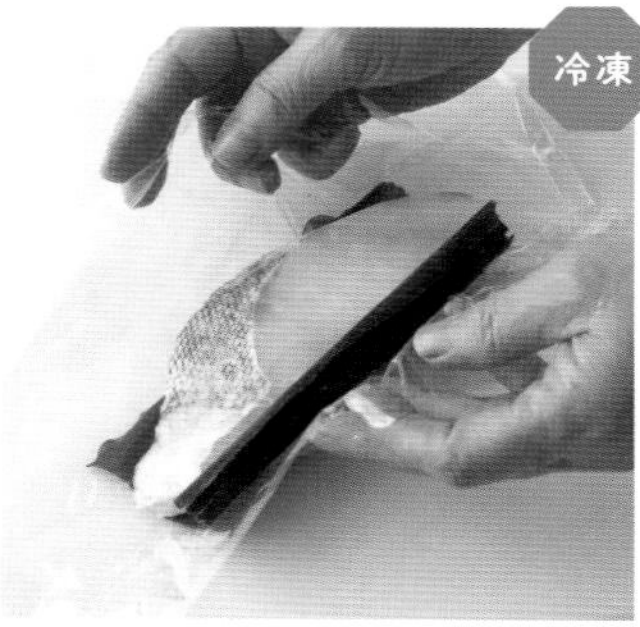

アレンジアイデア

和風：たらチリ鍋
その他：キムチ鍋

副菜　赤系

にんじん　トマト・ミニトマト　かぼちゃ

赤系とは具体的には、オレンジ・赤・黄色の野菜です。色がきれいなので、見た目にも食卓に彩《いろど》りを添え、食欲を刺激してくれます。

オレンジの代表はにんじんです。ビタミンカラーと言われるくらいで、ビタミンも豊富です。オレンジの色素に含まれるβ《ベータ》カロテンという成分は、体内でもっとも効率よくビタミンAに変わるものです。のどや鼻の粘膜をしっとりさせるので、ウイルスや細菌の侵入を防いでくれます。

赤の代表はトマト、パプリカなどです。赤い色素にはリコピンが含まれ、強い抗酸化作用があり、老化や免疫機能の低下を防いでくれます。

黄色の代表は、かぼちゃ、パプリカなどです。黄色い色素にはゼアキサンチンというカロテノイドが入っており、目の健康に不可欠な栄養素です。カロテンの仲間は油に溶ける性質を持っているので、油と一緒に摂ると、吸収されやすくなります。

●にんじん

にんじんの皮は薄いので、たわしできれいに洗えば、わざわざピーラーでむく必要はありません。皮は栄養価も高いので、ぜひ皮ごと食べましょう。

にんじんは大体三本セットで売られています。三本買ったら、一本は今日食べるとしても、食べない二本は次のどれかの方法（P26～27）で保存しておくと、毎食一品必ず食卓に添えることができます。

にんじんは、洋風の主菜に添える場合、バターで煮たグラッセが一般的ですが、シニアにおすすめなのは、粗くくずして肉や魚の下に敷くという方法です。崩して冷凍しておけば、肉や魚を焼くとき、フライパンの空いたスペースに凍ったままのせておくだけで、一緒に調理できます。

もっとも簡単ににんじんを食べ切る方法はにんじんご飯です。炊飯器でご飯を炊くときに、よく洗った小さめのにんじんを皮つきのまままるごとのせて、そのままスイッチオン。炊き上がったら、やわらかくなったにんじんをくずして混ぜます。味つきの刻み油揚げや、刻んだしょうが、ツナ缶などを入れてもおいしくできます。βカロテンたっぷりで、ほのかな甘みにほっこりします。

にんじん

薄切り

1本（約150g）を厚さ7〜8㎜に切る（太さにより輪切り、半月切り、いちょう切りにする）

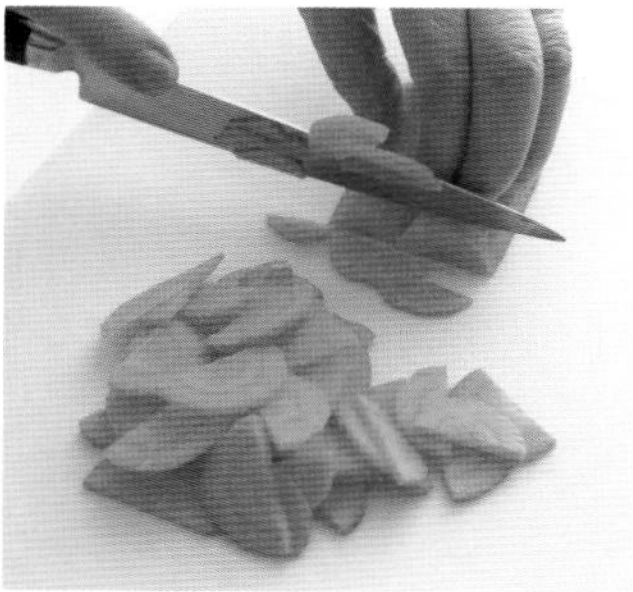

細切り

1本（約150g）を皮つきのまま細切りにする

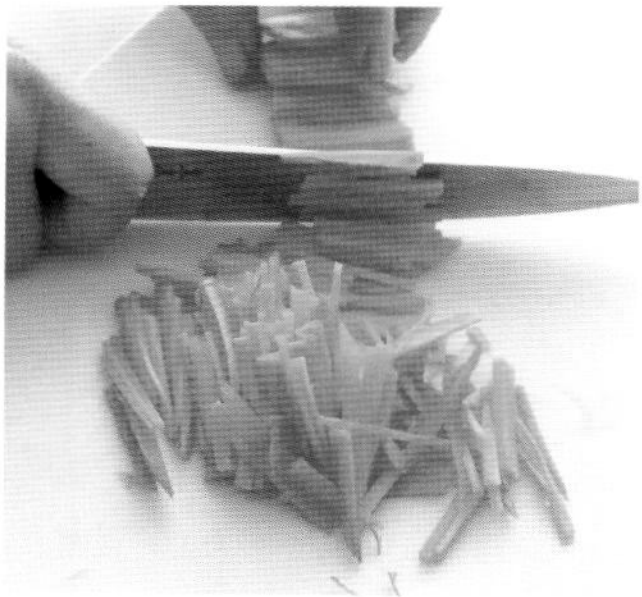

つぶす

1本（約150g）を皮つきのまままるごとラップで包んで電子レンジに9〜10分かける

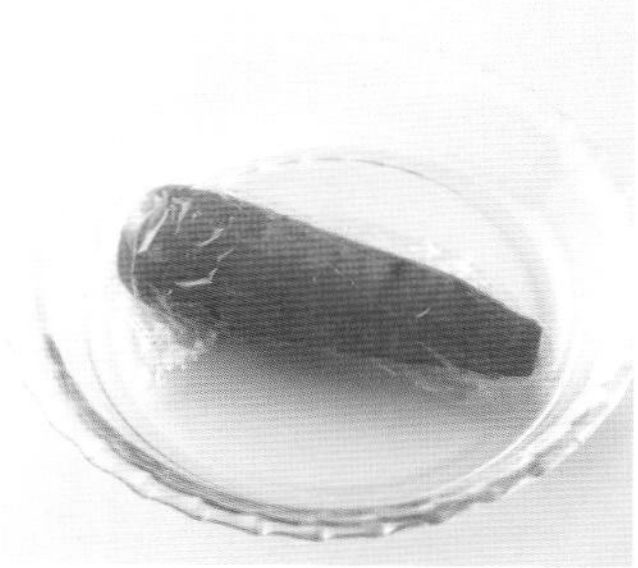

冷凍 …冷凍保存できるもの　冷蔵 …冷蔵保存できるもの

副菜／赤系

冷凍 冷蔵

固形コンソメ½個、水½カップ、ロリエ1枚で煮て、冷蔵保存か、煮汁ごと冷凍保存袋に入れて冷凍保存

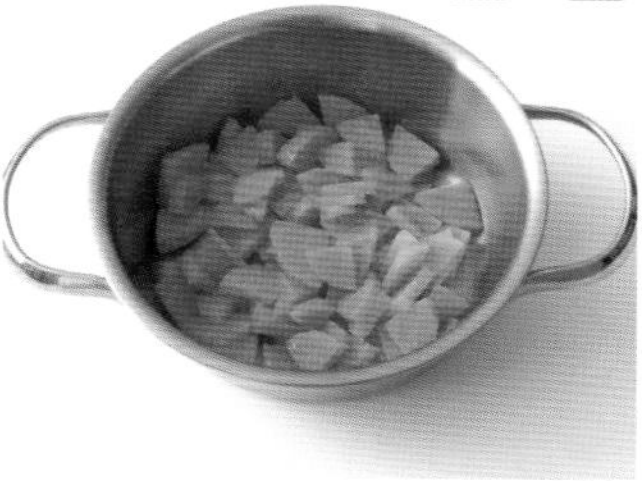

アレンジアイデア

和風：和え物（P98～99）
洋風：ポテトサラダ、バターでグラッセして肉や魚のつけ合わせ
その他：カレー（主菜）

冷凍 冷蔵

塩小さじ¼をふって10分おいて水けを絞り、冷蔵保存。または冷凍保存袋に入れて冷凍保存

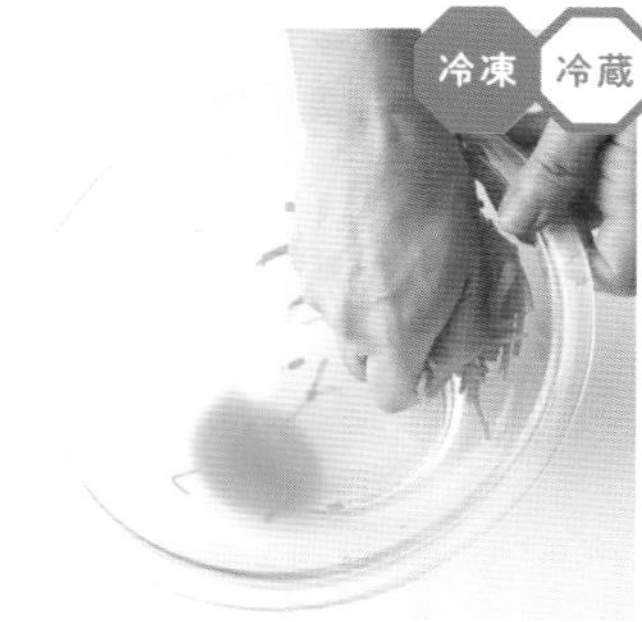

アレンジアイデア

和風：明太子炒め、和え物（P98～99）
洋風：ラペ（油・酢・砂糖で和える）
その他：ナムル（ごま油・塩・にんにくペーストで和える）

冷凍

粗熱がとれたら、フォークでつぶし、冷凍保存袋に入れ、菜箸などで筋をつけて（P22中）冷凍保存

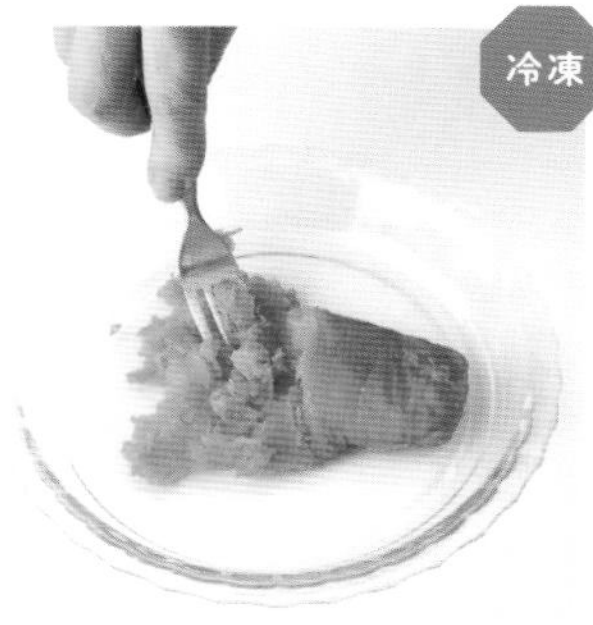

アレンジアイデア

和風：かき玉汁
洋風：パターと混ぜて肉や魚のつけ合わせ
その他：韓国のりまたはねぎ油（P103上）と和える

● トマト・ミニトマト

トマトもミニトマトも、新鮮なまま保存するためのカギはへたです。へたをつけたまま保存しようとすると、そこからカビが生えたり、傷んだりするので、トマトもミニトマトも買ったらすぐに洗ってへたをとり除きます。

トマトには、うまみ成分であるグルタミン酸が多く含まれ、料理に少し加えるだけで、おいしさをプラスしてくれます。

トマトは冷蔵保存も冷凍保存もできますが、大きなトマトは場所をとるので、冷凍には向きません。冷凍保存するなら、小さくて場所をとらないミニトマトがおすすめ。

冷凍保存すると皮が裂けるため、水に浸けるとつるんと皮がむけます。これなら口当たりもよく、そのまま塩昆布で和えたり、オリーブ油とかつお節をかけたりするだけでも副菜が一品できあがります。また、うまみ成分が多いので、凍ったまま「スープの具」として手軽に使えます。

大きなトマトを冷凍した場合は、半解凍の状態でまるごとおろし金でおろせば、そのままスープになります。夏なら冷たいままめんつゆを少し加えて、そうめんやそばのつゆとしてもおいしくいただけます。

●かぼちゃ

最近は市販の冷凍かぼちゃも「北海道産冷凍かぼちゃ」などと産地が商品名になったものもあり、品質が上がっています。手間を省きたい方は、市販品を買ってもよいでしょう。レンジ加熱するだけでも、一品追加できます。

シニア世代になると、かぼちゃをまるごと一個買うことはなくなるかもしれませんが、1/4個買ったときは、半分にカットして、1/8個をこのどれかの方法（P30～31）で保存しておくと便利です。

薄切りのかぼちゃは市販の冷凍食品にもないので、私はこの方法を一番おすすめします。薄いので解凍に時間がかからず、冷凍のままソテーしてもすぐに一品できあがるので、とても手軽。かぼちゃは油で炒めると吸収もよくなります。

大きめの一口大に切った場合は、市販の冷凍かぼちゃと変わりませんが、缶詰の小豆や、市販の金時豆パック、甘納豆などがあれば、すぐにいとこ煮ができます。

コンパクトに場所をとらずに冷凍したい方には、つぶして冷凍が一番です。解凍後、肉や魚のつけ合わせにすると舌ざわりもなめらかで、口の中がやさしくなります。

トマト

大きいトマト

洗ってへたをとり除き、ペーパーで水分をぬぐう

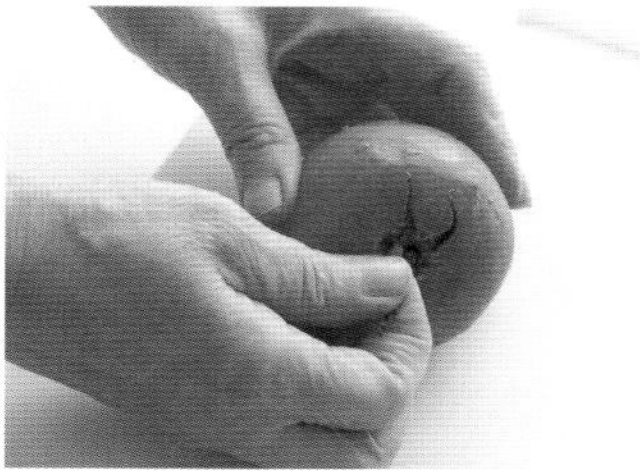

ミニトマト

洗ってヘタをとり除き、ペーパーで水分をぬぐう

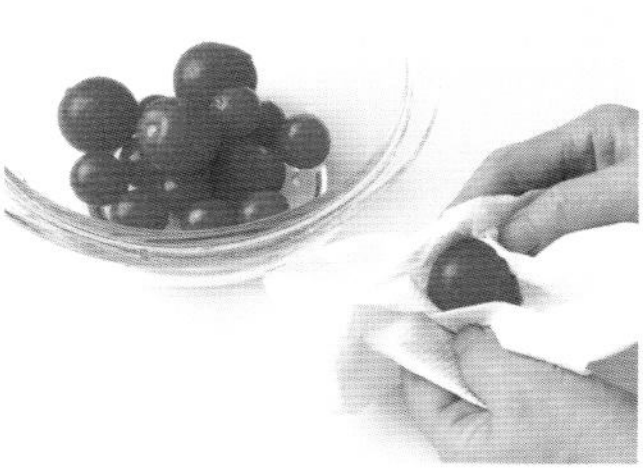

かぼちゃ

くし切り

⅛個（約250g）を所々皮をむき、厚さ6～7㎜のくし切りにする

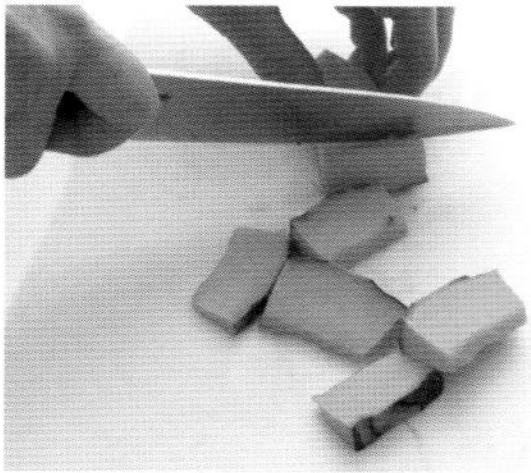

つぶす

冷凍 冷蔵

⅛個（約250g）を所々皮をむき、一口大に切り、電子レンジに5分かける。ここで保存してもよい

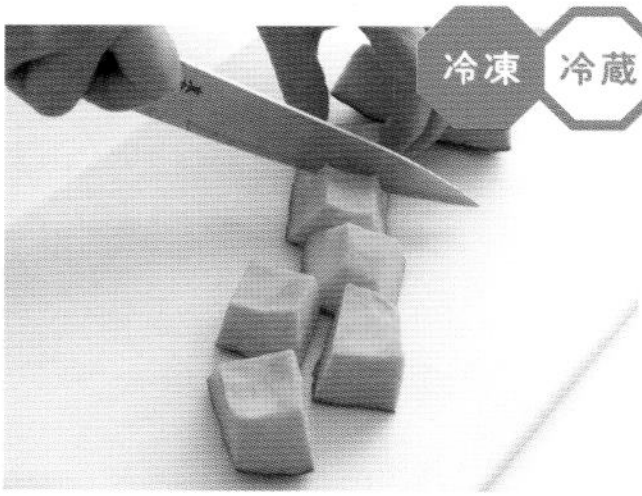

冷凍 …冷凍保存できるもの　冷蔵 …冷蔵保存できるもの

ペーパーを敷いて、へたがあった部分を下にしてラップをして冷蔵保存。冷凍の場合はペーパーなしでよい

冷凍　冷蔵

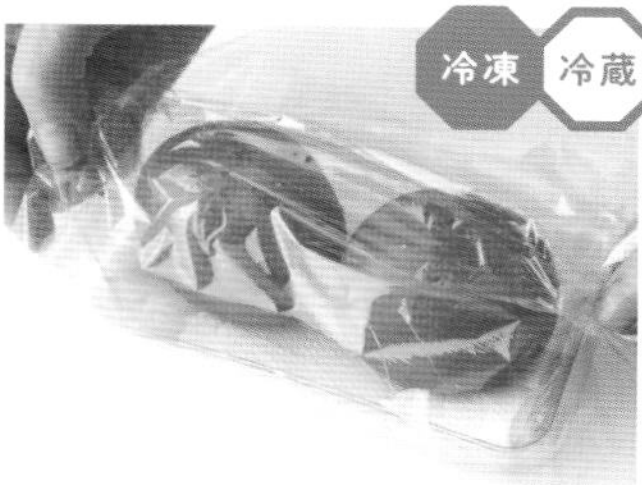

アレンジアイデア

和風：冷やしおでん（P122）
洋風：トマトサラダ

※冷凍した場合は半解凍でおろしてスープ

冷凍保存袋に入れて冷凍保存

冷凍

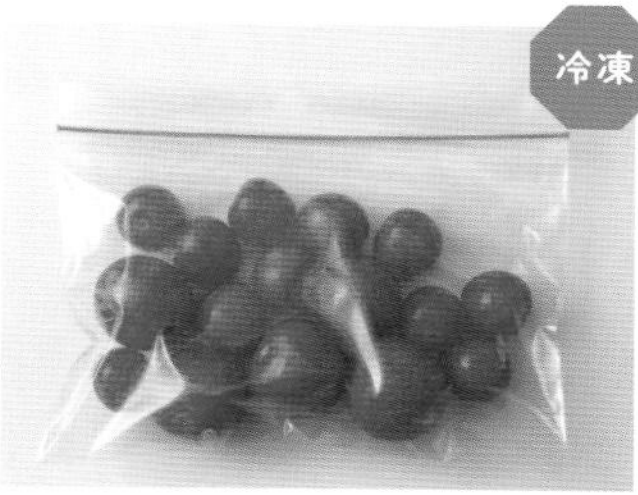

アレンジアイデア

和風：塩昆布和え
洋風：粉チーズ・パン粉と合わせてミネストローネ風
その他：トマト卵炒め

電子レンジに5分弱かけ、冷蔵保存。または冷凍保存袋に入れて冷凍保存

冷凍　冷蔵

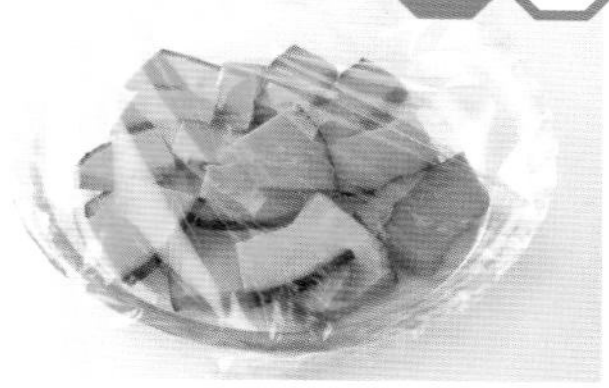

アレンジアイデア

和風：汁物
洋風：バターソテー、ガーリックソテー、焼いてにんじんソース（P107）をかける

粗熱がとれたら、マッシャーでつぶす。冷凍保存袋に入れ、菜箸などで筋をつけて（P22中）冷凍保存

冷凍

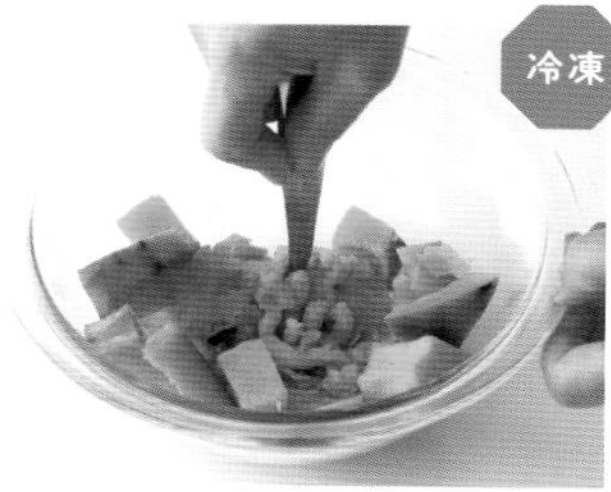

アレンジアイデア

和風：マヨネーズ・ヨーグルトと混ぜてサラダ
洋風：牛乳と混ぜてポタージュ、つけ合わせ

※一口大で保存した場合煮物など

副菜　緑

ピーマン　ブロッコリー　青菜

シニア世代の方に必ず毎食、食卓に登場させていただきたいのが、緑の野菜です。緑の野菜は「緑黄色野菜《りょくおうしょくやさい》」の仲間で、カロテン類を多く含みます。カロテンの仲間は油に溶けるので、油と一緒に摂ると吸収がよくなります。炒め物はもちろん、焼いてもオリーブオイルやドレッシングをかければ、油と一緒に摂ることができます。揚げ物のつけ合わせにしても同じことです。

また、葉酸《ようさん》といわれる脳の老化予防、貧血防止になる栄養素も含まれています。ほうれんそうの葉から発見されたので、葉酸と名づけられましたが、ビタミンB群の仲間です。含有量が特に多いのは青菜。私は、買い物にいくと必ず青菜を買って、毎日欠かさず食べています。シニア世代に一番とっていただきたい緑の野菜は、青菜ですが、ピーマン、ブロッコリーでもけっこうです。

青菜は、シンプルに言うと、緑の色が濃いほどβカロテンが多く、栄養価の高い順に並べると、春菊、ほうれんそう、小松菜、青梗菜《ちんげんさい》、水菜の順になります。

●ピーマン

比較的安価で、一年中店頭に並んでいる緑の野菜は、ピーマンです。

身が硬く、葉物のように傷みやすくないので、そのまま冷蔵庫で保存しても日もちします。一週間ぐらいはそのまま冷蔵保存でも問題ないでしょう。

ただ、副菜として少量食べたいとき、一個だけ洗って料理するのは面倒なので、途中まで調理して保存しておくと、すぐに一品できあがります。

細切りは、料理への汎用性は高いですが、包丁とまな板を洗う手間もあり、冷凍すると多少水が出るので、手でちぎるのが一番楽です。バリッと手で二つに割ればへたはちぎってとれます。種はとり除く方《かた》が多いのですが、調理法によっては種ごとおいしく食べられます。酒と塩をふって、フライパン蒸しにして冷凍すると、解凍後はそのまま種ごと食べられます。また、青菜と同じように、何回かに分けて和え衣を変えながら和え物（P98〜99）にすれば、飽きずに食べられます。

夏は特に、赤や黄色のパプリカも手ごろな値段で手に入るので、三色一緒に冷凍しておく（P34下）と栄養バランスもさらによくなります。魚や肉のつけ合わせにすると、彩り豊かな一皿になります。

副菜／緑

ピーマン

ちぎる

ピーマン3個ほどのへたをとり除き、種ごと手でちぎる

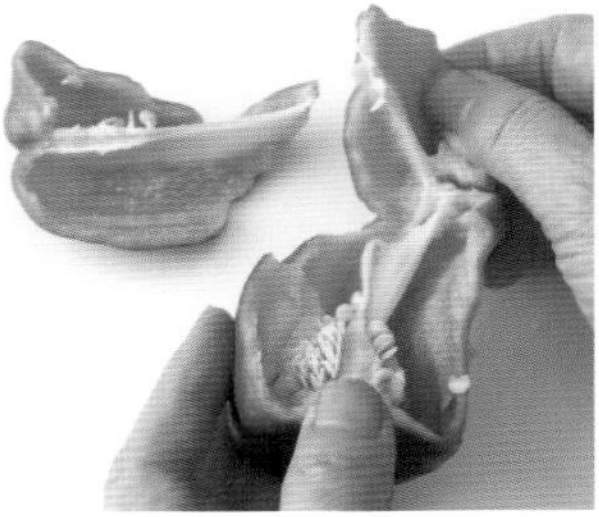

細切り

ピーマン3個ほどのへたをとり除き、細切りにする

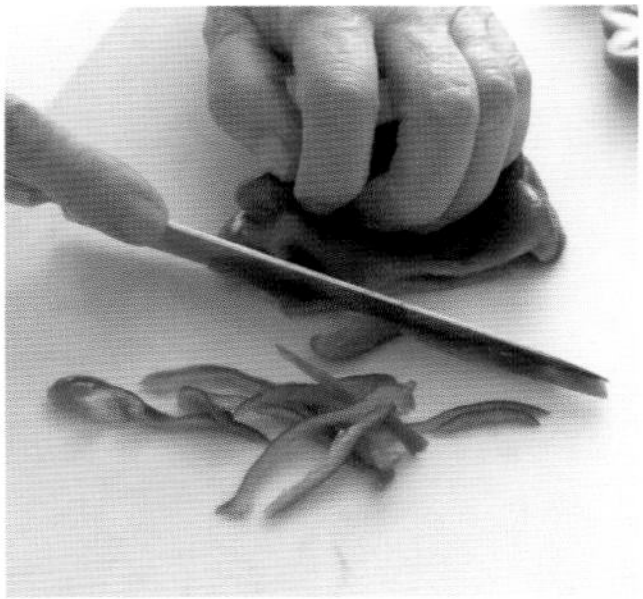

角切り

ピーマン、赤パプリカ、黄パプリカを1㎝角に切る

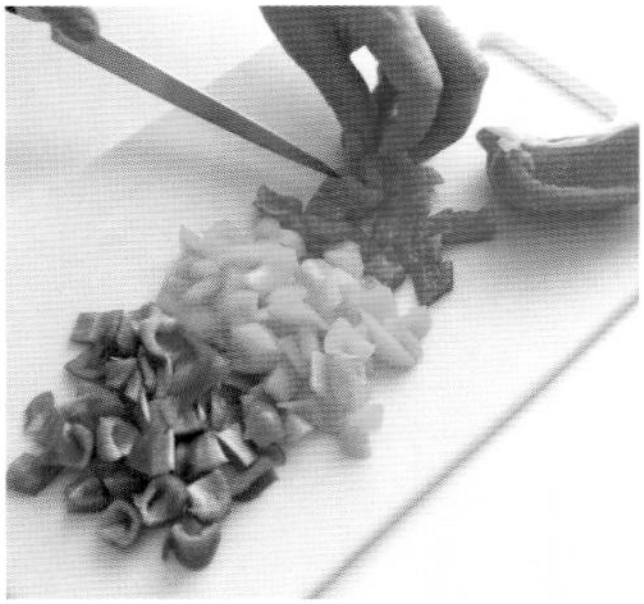

冷凍 …冷凍保存できるもの　冷蔵 …冷蔵保存できるもの

酒・塩少々をふってフライパンで蒸す。しんなりしたらとり出し、粗熱がとれたら冷蔵保存袋に入れ、冷蔵保存。または冷凍保存袋に入れ、冷凍保存

冷凍　冷蔵

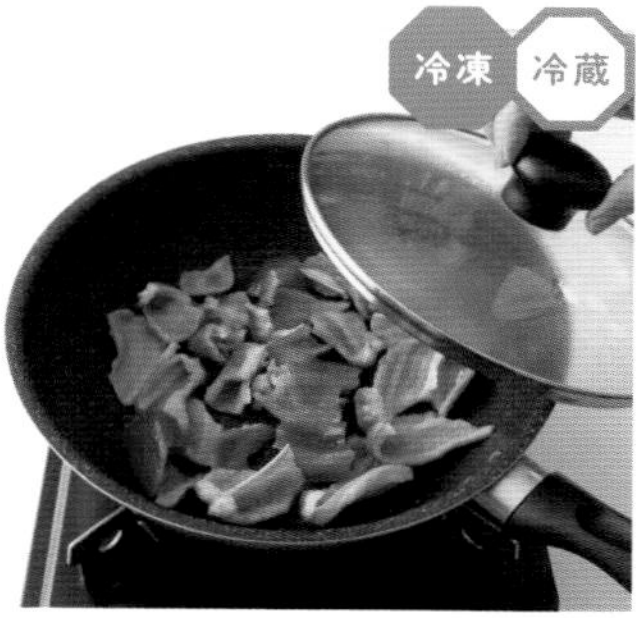

アレンジアイデア

和風：和え物（P98～99）
洋風：焼いてにんじんソース（P107）をかける、スープ
その他：野菜炒め、カレー（主菜）

そのまま冷蔵保存。または冷凍保存袋に入れ、冷凍保存

冷凍　冷蔵

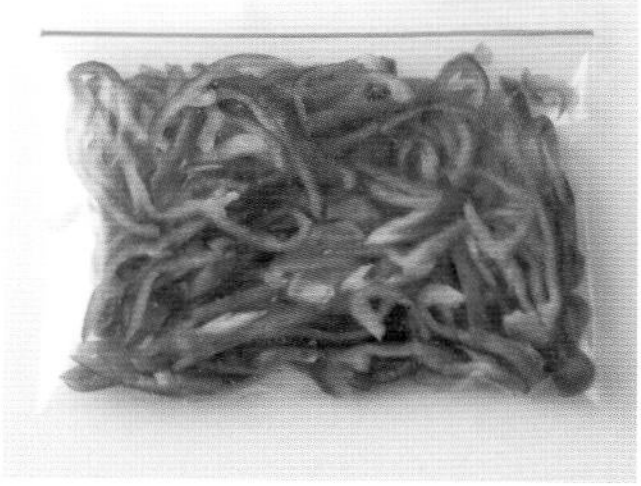

アレンジアイデア

和風：じゃこ炒め、きんぴら
洋風：ベーコン炒め
その他：青椒肉絲（主菜）

そのまま冷蔵保存。または冷凍保存袋に入れ、冷凍保存

冷凍　冷蔵

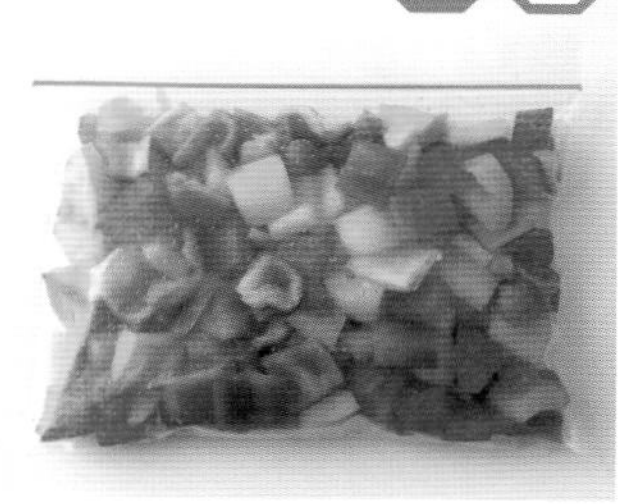

アレンジアイデア

和風：和え物（P98～99）
洋風：炒めて肉や魚のつけ合わせ、スープ、オムレツ、マリネ、ピラフ（主食）、パスタ（主食）

●ブロッコリー

ブロッコリーの私たちが食べている部分は、蕾《つぼみ》にあたります。蕾の中には畑にいたときに、土や埃《ほこり》、ときには小さな虫がまぎれている可能性がありま す。軸を持って逆さにしてふり洗いをし、ポリ袋に水、塩少々とともに入れたら、袋をしっかり結んで、30分ほど置きます。こうすることで、蕾の中まで汚れがとれます。

蕾ですから、何日か経つと当然花が咲きます。花が咲いても食べられますが、花が咲くために栄養をとられるため、栄養価が落ちます。花が咲く前に下ごしらえしてしまえば、栄養をそのまま閉じ込められます。買ったらそのまま冷蔵庫にしまわず、買った日に必ず調理しましょう。

おすすめの方法は、まるごと電子レンジ調理です。鍋でゆでても見た目は変わりませんが、ビタミンCは減少します。電子レンジ調理ならビタミンCは95％残ります。切らずにできて、栄養も温存できるのですから、やってからしまったほうが絶対お得です。

ピカタのように、油で調理すると、カロテンの吸収がよくなります。これは、マヨネーズをかけて食べても、揚げ物のつけ合わせにしても、同じことです。

●青菜

青菜は湿らせたペーパーで包み、保存袋で冷蔵保存すれば、三～四日は鮮度が保てます。でも買ってきたらすぐに下ごしらえしてしまうと後が楽です。

青菜の中でも水菜は加熱してから冷凍するとおいしくありませんので、生のまま5cm程度に切って、冷凍保存袋で冷凍しましょう。凍ったまま鍋の具や汁物などにできます。

小松菜、青梗菜、春菊の簡単で栄養を逃がさない下ごしらえの仕方はフライしパン蒸し（P38中）です。フライパンに少量の水を煮立たせ、蒸気で調理する方法です。フライパンで蒸す際に、塩と油を少量加えると、きれいに仕上がります。さらにおいしく食べたい方は、ざるにあげたあと、団扇《うちわ》などであおいで冷ますと、色がきれいなまま味もおいしくなります。

ほうれんそうはアクがあるので、アクをぬくためにも、煮立たせたお湯に浸けてゆでるとよいでしょう。ゆでた後、しょうゆを数滴たらし、しょうゆ絞り（P38下）にすると青臭さが抜けておいしくなります。

ここまでやっておけば和えるだけ、炒めるだけの簡単調理で、さまざまな副菜を楽しめます。

ブロッコリー

まるごと

一個（約300g）を耐熱ボウルに入れ、ラップをして電子レンジに約3分30秒かける。冷蔵保存の場合、このまま保存し、使うときに小房に切り分ける

冷蔵

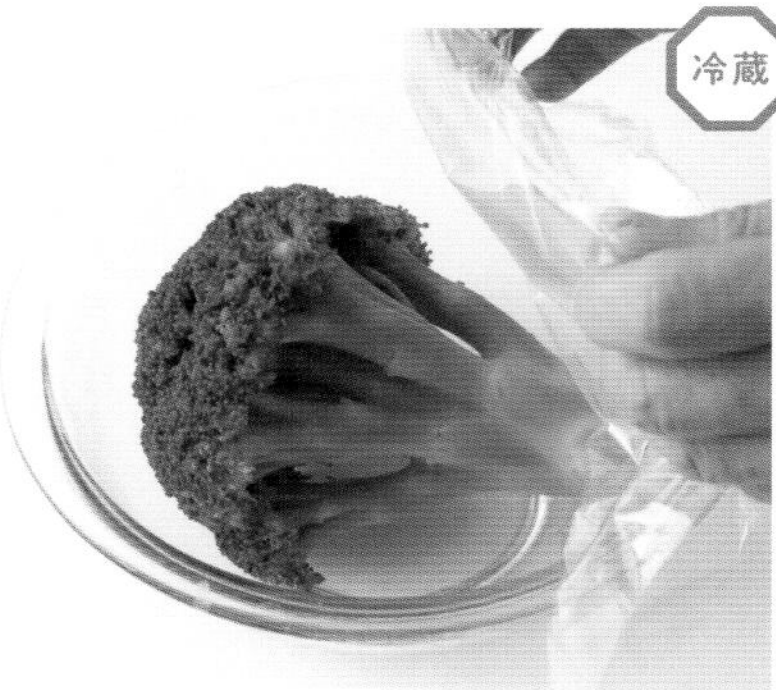

青菜

小松菜・青梗菜・春菊

フライパンに水約½カップ、塩少々、油小さじ1を入れ、3～5㎝に切った青菜一把（約200g）を蒸し、ざるに上げる

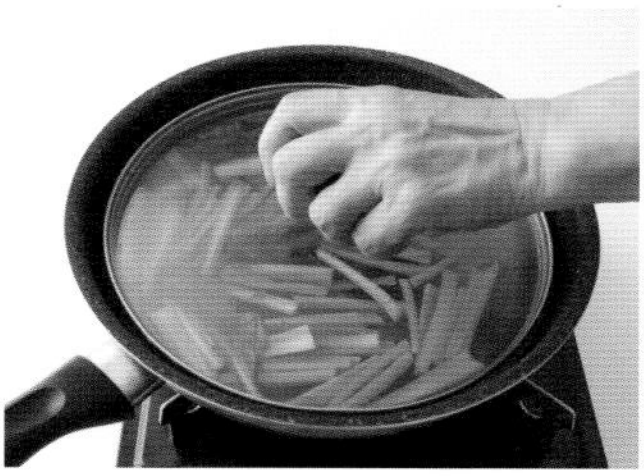

ほうれんそう

ほうれんそう一把（約200g）をゆで、しょうゆ小さじ1をかけて絞り、長さ3～5㎝に切る

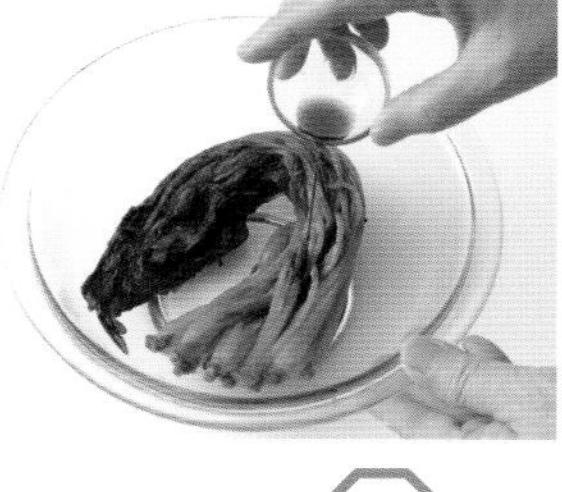

冷凍 …冷凍保存できるもの　冷蔵 …冷蔵保存できるもの

小房・薄切り

冷凍保存の場合、粗熱がとれたら小房に切り分ける

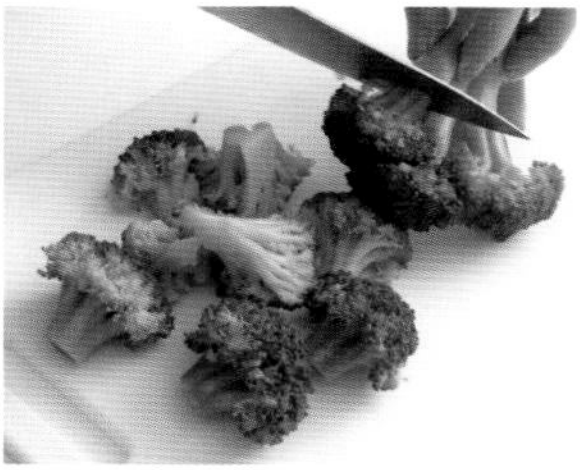

冷凍

太い軸は、皮を厚くむき、芯を薄切りにし、冷凍保存袋に入れ、冷凍保存

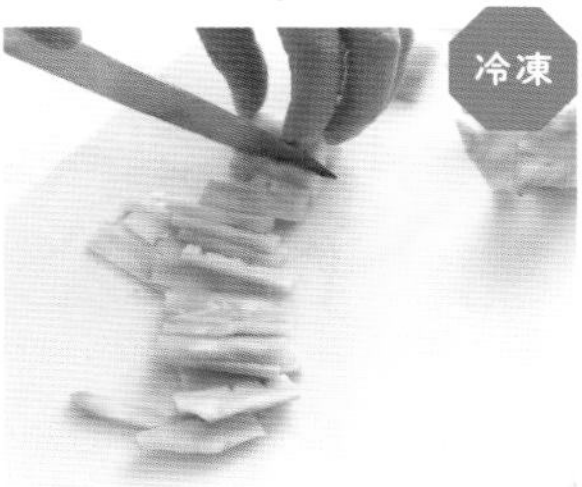

アレンジアイデア

和風：和え物（P98～99）
洋風：ピカタ（P111上）、スープ
その他：かき油で中華炒め

冷凍　冷蔵

冷蔵保存または冷凍保存袋に入れ、冷凍保存

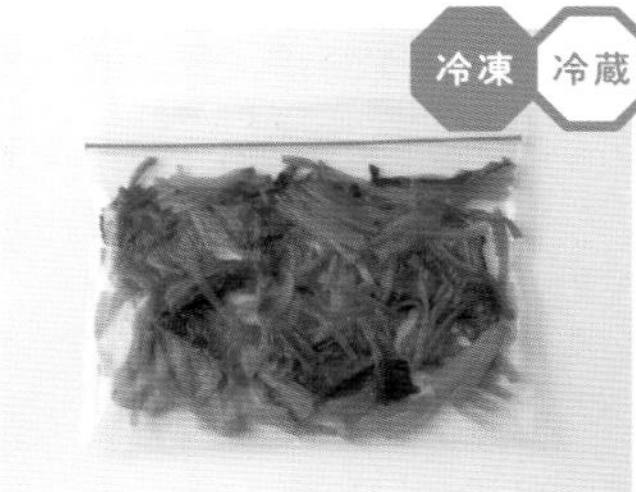

アレンジアイデア

和風：和え物（P98～99）、かき玉汁
洋風：　ソーセージ炒め、ベーコン炒め、ガーリックソテー、バターコーンソテー
その他：ナムル（ごま油・塩・にんにくペーストで和える）

副菜　白系

キャベツ　大根　なす

大根ははっきり白と分かりやすいですが、白系の野菜にはいろいろあります。キャベツや白菜は緑の色が薄いので白の仲間。また、皮をむいたら白いものはすべて白系と考えてください。なすは、皮は紫ですが皮をむけば白いので白系。ごぼうも玉ねぎも皮をむけば白いので白系。そして、切口が白いもの、例えば、きゅうりは皮が緑でも、中は白菜やキャベツと同じような色なので白系です。

野菜に期待できる栄養素は、主にビタミンA（カロテン）とビタミンCですが、主にビタミンCを含むのが、これら白系の野菜です。

芋類（長芋、里芋、じゃが芋、さつま芋など）、きのこ類（エリンギ、しめじ、しいたけ、まいたけ、マッシュルームなど）、海藻類《かいそう》（わかめ、昆布、めかぶ、のり、ひじきなど）は、正確には野菜に入りませんし、色もいろいろですが、献立を考えるときは白の仲間と考えてください。主菜の他に副菜は二つ必要ですが、この二つが白系だけにならないように気をつけましょう。

●キャベツ

キャベツは大きいので、一個まるごと買うと冷蔵庫で場所をとります。一人暮らしや二人暮らしの場合、食べ切る自信がないと買いにくいものです。でも、半分買うより絶対割安。保存の仕方や食べ切り方をいくつか知っていると、安心して買えます。キャベツを食べ切るポイントは、二つあります。

一つ目は、硬い外葉と、やわらかい中の葉を分けて使うこと。日もちするものではないので、買った日に少なくとも外葉は下ごしらえしておきましょう。この方法（P42上）で保存しておくと、お魚のソテーでも、鶏のから揚げでも、何のつけ合わせにもなります。そのまま朝食にしても、パンにはさんでサンドイッチにしてお昼に食べてもよいでしょう。また、こうして、外葉を二〜三枚削るだけで、冷蔵庫で場所をとらなくなります。

二つ目は、かさを減らすこと。かさが減れば、一人でもあっという間に食べ切れます。かさを減らすためには、加熱するか、塩をして絞ること。前者はピーマン、玉ねぎ、なすなどにも使えます。ゆでたり炒めたりして冷凍した場合、水が出るので、スープや和え物に使ってください。後者は、白菜にも使えます。

キャベツ

硬い葉　細切り

外葉など硬い葉（2～3枚）は、細切りにする

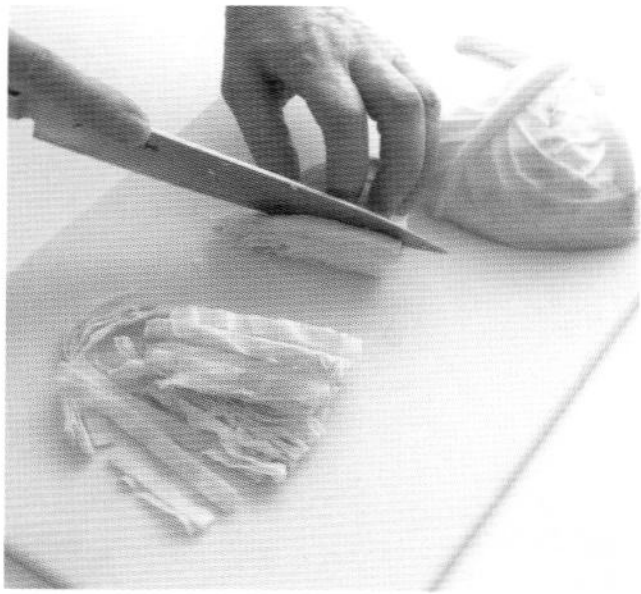

やわらかい葉　半月切り

やわらかい部分（一個分約200g）をざっくりと大きな半月切りにする

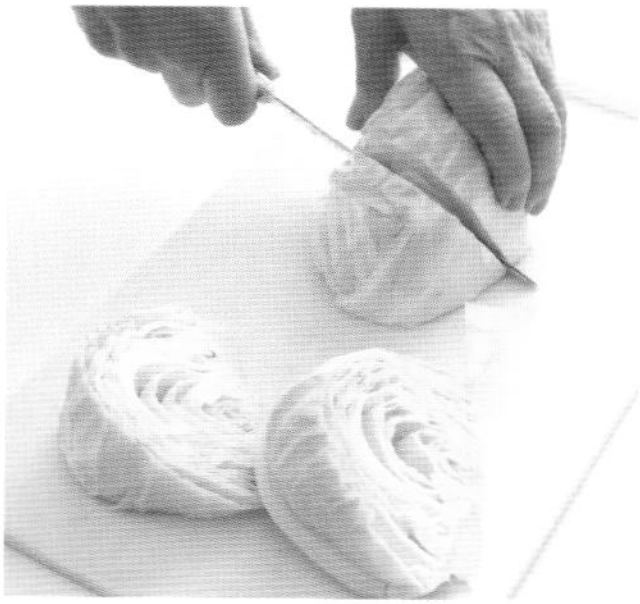

やわらかい葉　ちぎる

やわらかい部分（一個分約200g）を手で一口大にちぎる

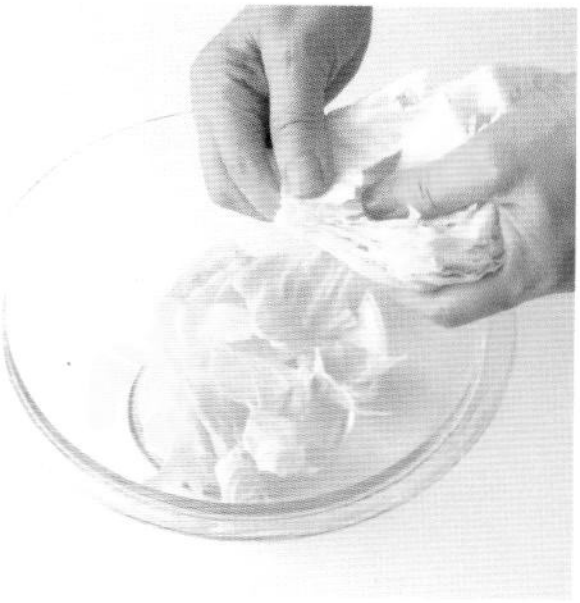

冷凍 …冷凍保存できるもの　冷蔵 …冷蔵保存できるもの

炒めて塩少々をふる。このまま冷蔵保存して常備菜にする。または冷凍保存袋に入れ、冷凍保存

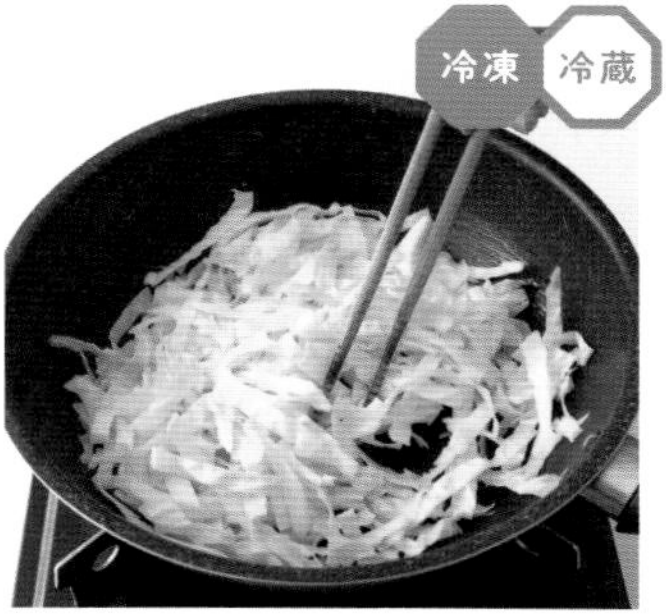

アレンジアイデア

和風：和え物（P98～99）、みそ汁
洋風：スープ、つけ合わせ
その他：ハムやソーセージ、ひき肉と炒める

フライパンにオリーブ油を熱し、キャベツを焼き、塩をふる。このまま冷蔵保存

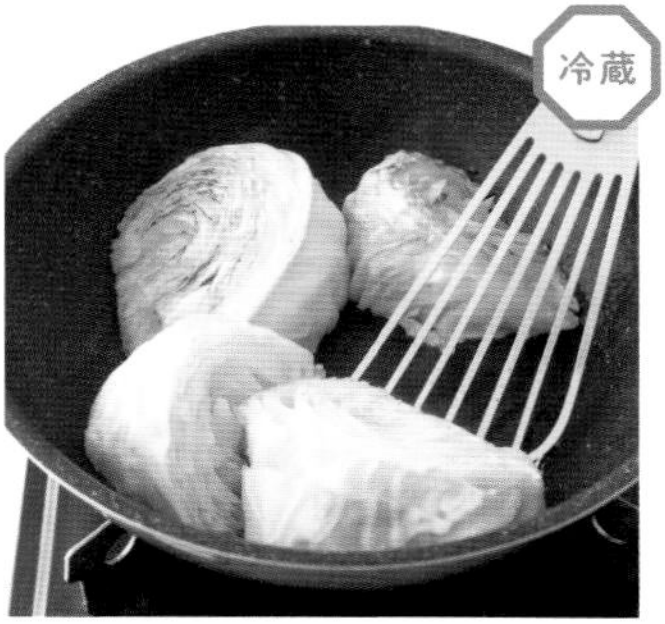

アレンジアイデア

和風：しょうゆをかける
洋風：にんじんソース（P107）をかける、刻んだゆで卵をマヨネーズと和えてかける
その他：ごま油をかける

塩少々をふって軽くもむ。30分ほどおいて、水けを絞り、冷蔵保存、または冷凍保存袋に入れ、冷凍保存

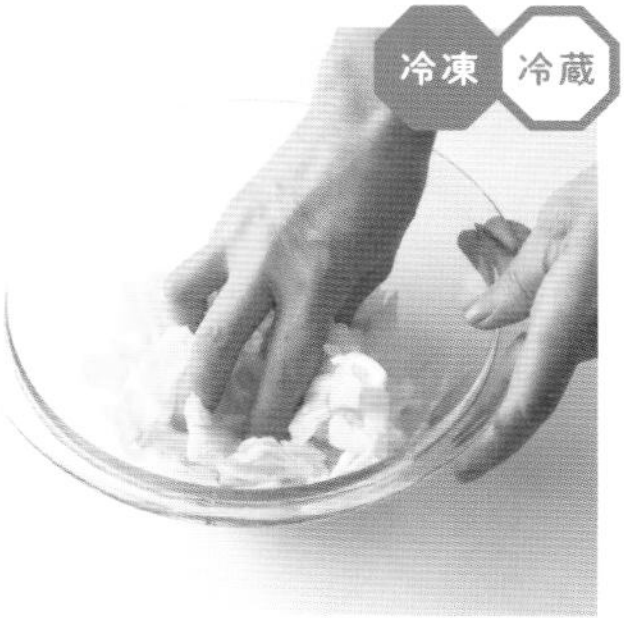

アレンジアイデア

和風：和え物（P98～99）、みそ汁
洋風：パスタ（主食）、スープ
その他：焼きそば（主食）、ラーメン（主食）、回鍋肉（主菜）

●大根

栄養素の特徴は、ビタミンCの他、消化酵素が入っていること。ただでんぷん消化酵素なので、ご飯やめん類と食べない限り効果は期待できません。

私は、大根は葉つきが好きです。葉を炒めれば緑の副菜が一品できます。でも一本まるごと冷蔵庫に入らないので、まず下ごしらえをします。

輪切りで電子レンジにかける方法（P46上）は、大根ステーキや煮物などに便利です。生の大根をこんがり焼き色がつくまで焼いたり、やわらかくなるまで煮たりしようとすると、とても時間がかかりますが、予め加熱してあれば、ずっと楽です。みりんじょうゆにつけたぶり（P23上）が冷凍してあれば、一緒に鍋に入れて煮るとぶり大根がさっとできます。

細切りで干す方法（P46中）は、干すことで水分が抜けてしんなりするので、冷凍するとき、場所をとりません。干すと言っても、一日二日、窓際で風に当てる程度でOKです。

もう一つ大根の保存法で重宝するのが、大根おろしです。辛い根っこのほうをすりおろせば、辛味大根風に。冷凍保存袋に薄く平らにのばして冷凍保存すれば、必要な分だけパリンと割ってとり出せます。

●なす

焼きなすはおいしいですが、焼けるのをじっと待って、竹串で皮をむいて……一本分だけつくるのはとても面倒。でも、手間いらずでなすの保存にぴったりの方法があります。

なすは大体三本一袋で売られていることが多いので、買ったら一気に三本、ピーラーで皮をむいてしまいます。皮はきんぴらにして、中身はレンジ加熱してから冷凍保存します（Ｐ47下）。一日目は皮のきんぴら、二日目以降、冷凍保存した中身を食べると効率的です。しかも、焼きなすだと黒焦げになって捨てるしかない皮も食べられますからちょっとエコ。

なすの皮のきんぴらは、炒めたら仕上げに、ごまや七味唐辛子をふります。セミナーなどでつくってさしあげると、紫色がきれいで、なす本体のお料理より人気なくらい。

中身はアクがあるので、水にさらします（Ｐ46下）。さっとくぐらせる程度でアクは抜けます。その後、たった一～二分電子レンジにかけるだけ。

冷凍保存したなすは、解凍後しょうがじょうゆでも、ドレッシングでもおいしくいただけます。夏なら冷たい白だしをかけ、みょうがやしそを添えれば料亭のような一品になります。

大根

輪切り

150gほどを、皮をむいて厚さ2cmの輪切りにする

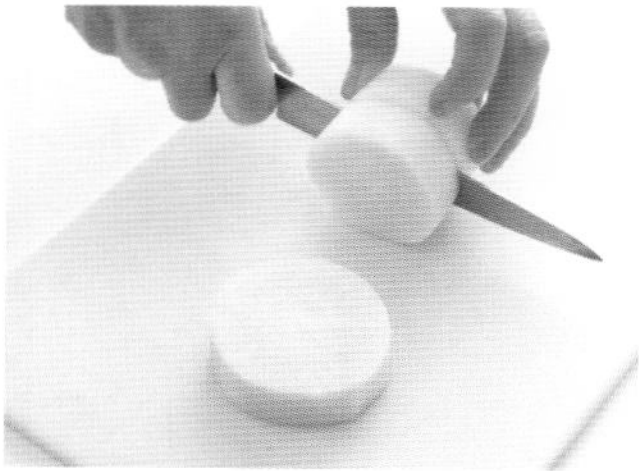

細切り

150gほどを、厚さ4cmの輪切りにし、皮をむき、縦に細切りにする

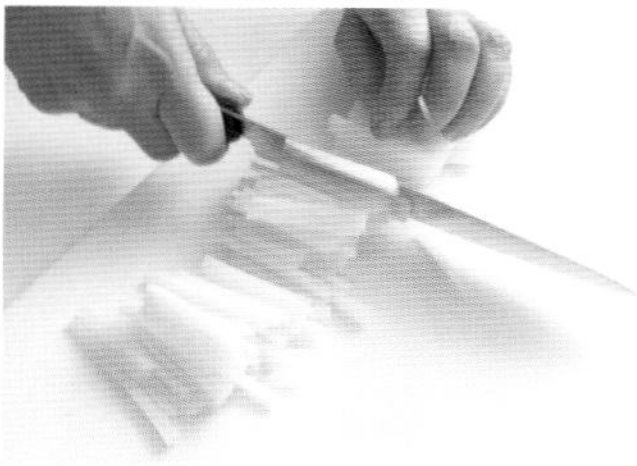

なす

2〜3本を、ピーラーで皮をむく

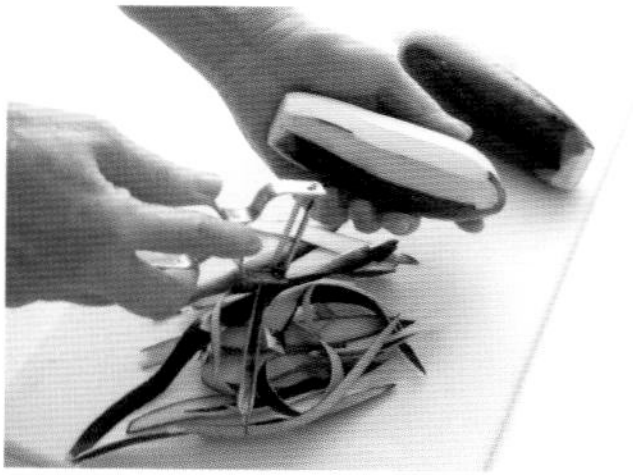

中身

水にさらす

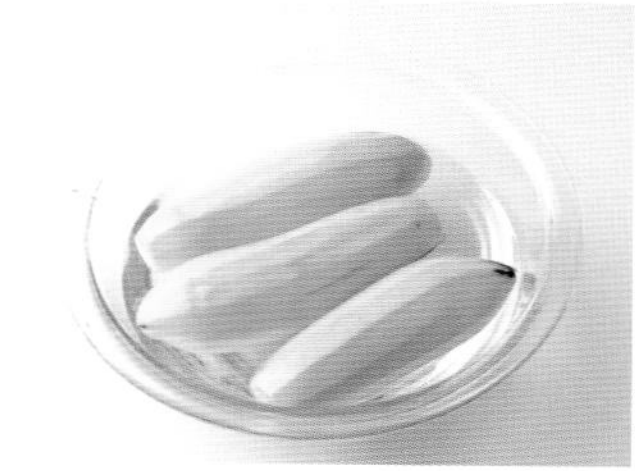

冷凍 …冷凍保存できるもの　冷蔵 …冷蔵保存できるもの

ふわっとラップして電子レンジに3分かけ、白だしをふる。冷蔵保存、または冷凍保存袋に入れ、冷凍保存

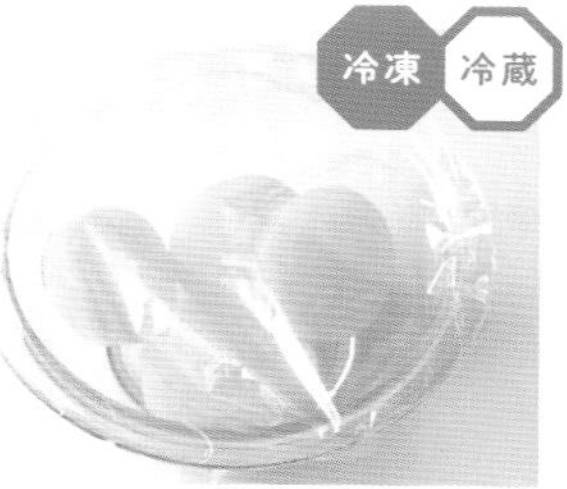

アレンジアイデア

和風：おでん、ゆずみそ大根、ぶり大根（主菜）
洋風：大根ステーキ

一〜二日ほどバットやざるなどにのせて干し、冷凍保存袋に入れ、冷凍保存

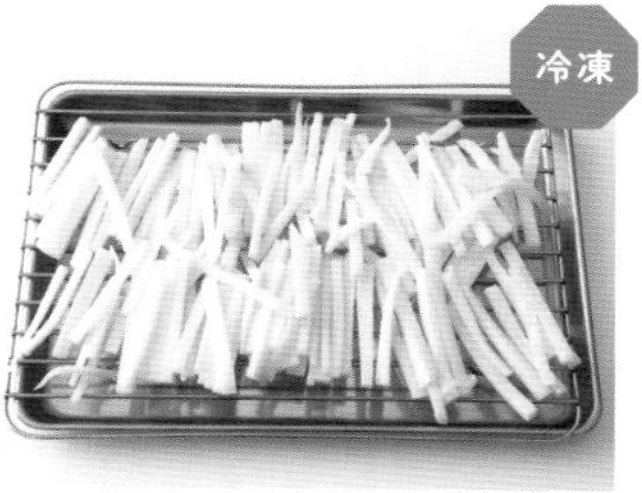

アレンジアイデア

和風：ツナ缶と甘酢和え、油揚げとさっと煮、桜えびと炒める
その他：片栗粉をつなぎに大根餅

皮

ごま油で炒め、砂糖・しょうゆ適量で煮からめる。冷蔵保存で常備菜か、冷凍保存袋に入れ、冷凍保存

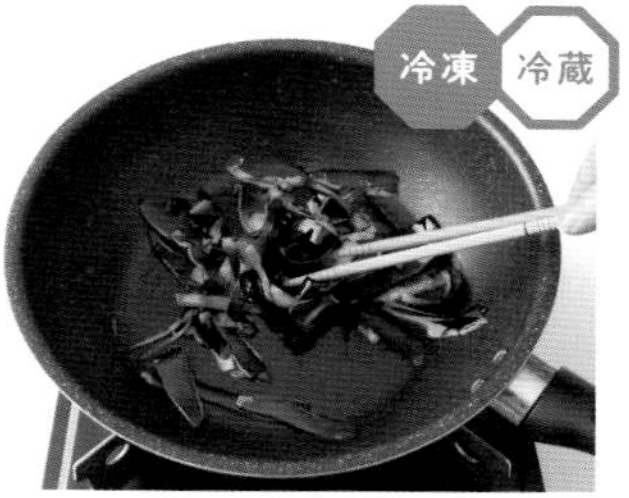

ふわっとラップして電子レンジに5〜6分かけ（1本につき2分）、白だしをふる。冷蔵保存または冷凍保存袋に入れ、冷凍保存

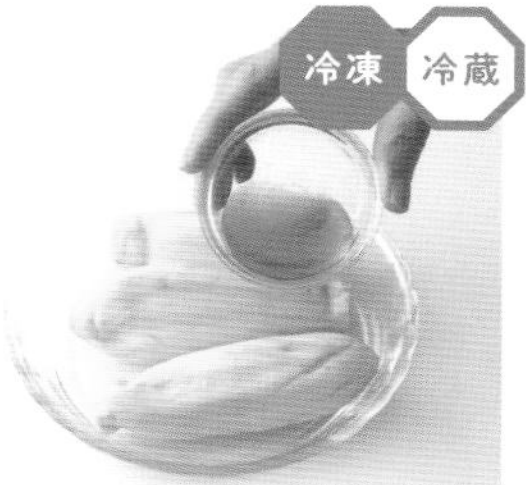

アレンジアイデア

和風：めんつゆで煮びたし、白だしで翡翠なす、みそ汁、和え物（P98〜99）
洋風：ラタトゥイユ

副菜／白系

京子の部屋
冷蔵庫のこと

　先日、冷蔵庫を買いかえました。壊れたわけではないのですが、これまでの経験上、冷蔵庫の寿命は大体十数年。壊れて水が出たりする前に買いかえようと思いました。

　私にとって冷蔵庫の必須条件は、冷凍庫が見やすい位置にあること。これまでの冷蔵庫がとても使い勝手がよかったので、寸法、扉の開き方などが同じものを求めて、量販店に出向いたり、いろいろ探しましたがなかなかほしいものが見つからず、苦労しました。
・自分のほしいものをしっかり把握すること
・情報を仕入れて、読み込んで整理すること
・整理した情報を比べてほしいものを絞り込むこと
　結果的には、ぴったりの冷蔵庫をわが家に迎え入れることができましたが、これだけのことが、シニア世代にはなかなか大変だなと感じました。不調があったときのために冷蔵庫のパンフレットをすぐ出せる場所に収納することも大事だなと感じています。

第二章

シニア世代の買い物術

――食は暮らしに潤いを与える

買い物は買っただけで終わりにしない

シニア世代とは、平たく言えば、人生の夕暮れ時ということ。やがて日が沈んで真っ暗になるということは分かっていて、少しずつ暗くなっていく時間にいます。こう言うと元も子もないかもしれませんが、正しい認識を持つことは大切なことです。つまり、シニア世代は「今」が一番体力があって、「今」が一番元気。ならば、できることは先延ばしにせず、今、やることです。

長年料理の仕事をしてきて、感謝していることは、先を読む癖《くせ》がついたことです。料理は、先を読めなければうまくいきません。例えば焼き魚をおいしく食べようと思ったら、焼き上がりが一番おいしく食べられるときですから、すぐ食べられるように、つけ合わせは先に仕上げておきます。同時に炊き立てのご飯を食べるためには、ご飯が炊き上がる時間も合わせたいですし、温かい汁をつけるなら、汁も予めつくっておきたいもの。そう考えると、料理は先を読むことの連続です。そして、シニア世代にとって、この「先を読む力」はとても大事です。

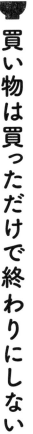

食材は買ったときが一番新鮮。冷蔵庫にそのまましまうと、中でどんどん鮮度が落ちていき、野菜は一週間もすれば干からびてしまいます。でも、買ったときに、先を見越して下ごしらえをしておけば、干からびた野菜を料理することもなくなります。下ごしらえとは、料理を途中までやっておくことですから、その後の毎日の食事の支度がぐ～んと楽になります。ですから、シニア世代の買い物は、ただスーパーに買いにいくだけではなく、買ったものを下ごしらえして、冷蔵庫や冷凍庫にしまうところまで、と考えてはいかがでしょう。そのためには、一週間に半日だけ、買い物の日をつくってください。買い物から帰ってきたら、

・ほうれんそうは、さっとゆでちゃう。すぐ食べる分は冷蔵庫で、残りは冷凍庫
・大根は、ざくざく輪切りにしてチンしちゃう。半分は冷蔵庫、半分は冷凍庫
・かぼちゃは、ざっくり切ってチン。半分は冷蔵庫、半分はつぶして冷凍庫

こんなふうに、先を読んで、先延ばしにせずやっておけば、それが「手間貯金」となって、日々の食卓に彩り豊かなおかずを楽に並べることができます。

買い物ついでに「つくり込まないつくり置き」

同世代の方々に毎日の食事についてお話をうかがうと、みなさん、毎日の食卓を楽にするために、何かしらつくり置きをされているということはよく聞きます。**つくり置きにありがちな失敗は、つくり込んでしまうことです。**つくり込んでしまうとどういうことが起きるかというと、

- にんじん、ごぼう各一本で**きんぴらごぼう**をつくる
- じゃが芋一袋で**ポテトサラダ**をつくる
- しいたけ、しめじ、えのきだけ各一パックで、**きのこのマリネ**をつくる

きんぴらごぼうも、ポテトサラダも、きのこのマリネも、一週間分できあがります。同じおかずが何日も続いたら、どんなに好きなものでも、さすがに嫌になっちゃいますよね。つくり込むと後は楽ですが、楽なこと以上に「飽《あ》きる」というつら

さがついてきます。そこで提案したいのが、「つくり込まないつくり置き」です。

・にんじん一本を細切りにしたら、塩でもんで絞って冷蔵か冷凍
↓　**①にんじんしりしり　②ナムル　③にんじんののり和え　④ラペ**

・ごぼう一本を細切りにしたら、そのまま冷凍
↓　⑤煮て卵でとじて**柳川《やながわ》風　⑥ごぼうの肉巻き　⑦ごぼうサラダ**
↓　⑧二つ合わせて**きんぴらごぼう**　⑨二つ合わせて**ごま和え**

・じゃが芋は電子レンジで加熱して、つぶして冷蔵か冷凍
↓　**①ポテトサラダ**　②さけのソテーの**つけ合わせ**　③牛乳で溶いて**ポタージュ**

・しいたけ、しめじ、えのきだけ各一パックを同じ大きさに切って混ぜて冷凍
↓　**①きのこのマリネ　②ホイル焼き　③きのこカレー　④きのこうどん**

毎日同じものを食べるより、毎日違う味を食べるほうがおいしいし幸せですよね。そのためのコツは、全部つくらず、途中でやめておくこと。それを買い物に行ったついでにやっておくと、一番いい状態で食材が保存できて、楽ができます。

野菜はほとんど三本セットで売っている

買い物に行くと、スーパーにはさまざまなものが売っています。野菜一つ買うだけでも、選択肢はいろいろあります。例えば、にんじんの場合、バラ一本か、三本セットか、はたまたカット野菜もあれば、冷凍にんじんもあります。みなさんは、何を買われていますか？

節約も大事ですし、手間をかけずに楽をすることも大事です。シニア世代になると、徐々に暮らしの中でできることが減っていきます。首都圏に限ったことかもしれませんが、今は、掃除《そうじ》代行サービス、料理代行サービスなど、電話一本で手軽にたのめる時代です。私はそういったことにいったいいくらぐらいかかるのか、常にチェックしています。いずれできなくなったら利用することもあるかもしれませんが、できるうちは、自分でやれば、その分のお金を稼《かせ》いだのと同じこと。人にたよらずにできた自分を褒《ほ》めています。

野菜も同じで、カット野菜も冷凍野菜も、その状態にするためにかかった人の手間賃や、包装代が価格に反映されています。その分割高だということを認識すると、自分でできるのであれば、その分安く買えるということです。

ではバラ売りかセット売りか、という問題ですが、みなさんはどちらを選んでいますか？　私は迷わず三本セットを選んでいます。三本セットのほうが割安なことが多いからです。バラで買いたくなるのは、食べ切れない不安があるからでしょう。ならば、使い切る方法をいくつか知っていれば大丈夫。使い切る自信があれば、誰だって割安な三本セットを選ぶはずです。にんじんに限らず、日常よく使う野菜は大体三本セットで売られています。例えばきゅうりなら、

・一本はたたいて、かにかまと和えてにんじんソース（P107）をかける
　↓　①**きゅうりのかにかま和え**

・二本は薄切りにして、すし酢で和えてから冷蔵庫、または冷凍庫にしまう
↓　水けを絞って　②**和え物**　③**ポテトサラダ**　④**寿司ご飯**に混ぜる

きゅうりもなすもにんじんも、安心して三本セットを買いましょう。

全部使い切れば高価な野菜もかえってお得

私自身、カット野菜や冷凍野菜を利用しないわけではありません。野菜の値段は、需要と供給のバランスによって決まるので一年を通して変動があります。旬の時期はたくさん収穫されるため、価格が安くなるうえに、色鮮やかで味もよく、栄養も豊富になります。スーパーなどでも、目立つ場所に置かれるので、そういう野菜はまさに買い時です。旬の野菜に比べると、旬でない時期の野菜は、いまいち勢いがなく、値段も高め。そして、野菜の値段は天気や気温の変動を受けやすく、ときには驚くほど高騰することもあります。そんなときは、無理にいつもの野菜を買わなくても、何種類かの野菜がミックスされてお得感のあるカット野菜や、安定した価格で提供される冷凍野菜を試してみてもよいでしょう。

普通の野菜より高価なのが、産地や銘柄が指定されたブランド野菜や、つくり手の顔が見えるこだわり野菜です。価格の違いは、需要と供給のバランス以外に、その野菜がどんな畑でどうやってつくられ、収穫後にどのように出荷されて運ばれたかが関係します。高い野菜にも安い野菜にも、その値段がつく理由があります。安いもののほうがお得に思えますが、そうとも言い切れず、全部残さず使いきれば、高い野菜のほうがかえってお得かもしれません。

私は食べ物を無駄《むだ》にしたことは一切ありません。必ず全部使い切ります。きちんと使い切れば高い野菜も安いもの。へたはだしをとったり（P86）、再生栽培を楽しんだり（P88）できますし、皮はきんぴらにしたり（P47中、P102下）、大根やかぶなら、甘酢づけにしてもおいしく食べられます。すいかの果肉と外皮の間の緑の部分も、捨ててしまってはもったいない！ 私は甘酢づけにします。日が経って黒くなったバナナは、電子レンジで真っ黒になるまで加熱すると、ペースト状の「とろりんバナナ」ができあがります。ヨーグルトやパンケーキにぴったりです。「食べ切る」いうことは命を大事にするということです。そのためには食べ物ときちんと向きあって、自分にできることをすることが大事なのかもしれません。

- 甘酢液　　酢2：砂糖1に、塩少々と白だし（またはしょうゆ）
- とろりんバナナ　縦に切れ目を入れ、電子レンジで一～二分加熱

プランとメモで賢く買い物

以前ハーブの専門店を経営していました。店にお見えになるお客さまが、口をそろえて「ハーブは気になるけれど、何を買っていいか分からない」とおっしゃっていました。そこで、ちょっとしたハーブの勉強会を始めたところ好評で、「ハーブのことがよく分かって、買い物が楽しくなった」と喜んでいただきました。

買い物が面倒という方も多いですが、どうせ買い物にいくなら、より楽しい時間にしたいですよね。そのためには、世の中のことに関心を持って、アンテナを張って出かけることです。この本を執筆している二〇二三年は、長年物価の優等生と言われてきた卵の価格が高騰した年でした。ロシアのウクライナ侵攻により、鶏の飼料であるとうもろこしの価格が高騰し、さらに鳥インフルエンザの発生が追い打ちをかけて、値上がり率は80％とも90％とも言われています。スーパーの棚を見ると、ニュースで報道されていることがそのまま反映されているのが分かります。毎月発表される農林水産省の野菜の価格見通しは、ニュースでもよくとり上げられているので、参考に買い物のプランを立ててもよいでしょう。思いついたらメモしておくことで買い忘れを防げます。スマホに録音するという方法もあります。私は買い物に行く前に、冷蔵庫の中を見渡して、メモしています。

・常備したいもので、足りないものをチェックする　→　メモする
・冷蔵庫に残っているものをチェックする
→　残り物で献立を考え、足りないものをチェックする　→　メモする

こうしておけば、買い忘れが防げるだけでなく、同じものを買ってしまうこともなくなります。万が一同じものを買ってしまったとしても、下ごしらえの方法をいくつか知っていれば、食材を無駄にすることはありません。

私は買い物メモだけでなく、食べた物を三食すべてメモしています。ふとしたときに見返すと、自分はちゃんとやっているという自信につながります。年に一度しか体重計に乗りませんが、十年以上同じ体重をキープしています。きちんとバランスよく食べていれば、体重を測って一喜一憂することもなくなります。

いつも買い物するところは三つあるとちょうどよい

シニア世代には次の三つの定番の買い物スタイルがあるとよいと考えています。

- 週に半日、まとめて買いをして、下ごしらえする、**定期買い物**
- 気づいたときに買い忘れた物を、出かけたついでに買う、**お散歩買い物**
- 必要なときに頼りたい、**宅配買い物**

定期買い物はご近所の一番利用しやすいスーパーでする買い物です。週に一度、冷蔵庫の中身をチェックしてメモをして出かけ、帰宅後は買ったものをそのまま冷蔵庫にしまわず、下ごしらえをしてからしまいます。でも、体調が悪いときや、疲れているときは無理をすることはありません。にんじんもきゅうりも、野菜は、畑にあったときのような状態で保存するのが長もちさせるコツです。野菜が風邪をひかないよう、水けが出て傷むことがないよう、できれば新聞紙などでくるんで、畑にあったときのように、立てかけて保存しましょう。

お散歩買い物は、足りないものを買い足すための買い物。お散歩のついでや、出かけたついでなど、いつものスーパーとは別の店や、新しい店に行くように心がけると、何かと気づきがあります。そこでしか買えないものに出会えたり、いつもの店で買ういつもの野菜が、安価で買えたりすることもあります。小さな発見も脳の刺激になります。

宅配買い物は、家まで届けてもらえる買い物です。シニア世代になったら、一つは宅配先を持っておくとよいと思います。コロナ禍を経験して、宅配の便利さを痛感した方も多いことと思いますが、いざというときに新規登録ができないこともあります。一つ安心できる宅配先があると、気持ちに余裕がでます。近所にスーパーがある場合でも、そこまで出かけていかなければならないのと、玄関まで届けてくれるのではまったく異なります。特にシニア世代になると、ケガをすることもあれば、寝込むこともあります。敷居が高いと感じる方も、一度使ってみると、その便利さに驚くことでしょう。大きくて重たい、じゃが芋、かぼちゃ、大根、いつも利用する牛乳、水、米などは日常的に宅配を利用すれば楽ができますね。

買い物は社会とつながるチャンス

栄養価が高く、使い勝手もよく、シニア世代に常備をおすすめしたいものの一つにさば缶があります。さば缶は一時期とても安い時期がありましたが、最近スーパーの棚を見ると、値上がりしています。東日本大震災の折に食品の備蓄が話題になり、缶詰など、古いものと新しいものを回転させながら使うローリングストックが話題になりました。そのときにさば缶ブームが訪れ、さば缶健康法の本が出たり、高級さば缶が登場したり、さば缶人気に火がついたものの、そのうちさばがとれなくなり、これもまた需要と供給のバランスで、価格が高騰しているのです。さば缶一つとっても、買い物を通じて社会を知ることにつながるなと感じます。

それは宅配で買い物をするときも同じで、私がお願いしている宅配業者は、いつも同じ方が届けてくれます。宅配では重たいものを中心にたのんでいますから、重いものを一生懸命運んでくださるので、終わった後は、飲み物など差し上げて一息《ひといき》ついていただいています。おしゃべりの中で、その宅配業者が、ちょっと形の悪い果物や、規格外の野菜などを農家から買いとって販売している話を聞き、私もそれらを買ってみました。皮をむいてしまえば中は同じ。最近はこういった規格外の野菜や果物を販売する業者も増え、フードロス削減の動きが活発になっているように感じます。

スーパーの棚を見るにつけ、シンプルに素材をそのまま売る売り場が徐々に減ってきて、簡便《かんべん》にできるものが日ごとに増えているなと感じます。かけるだけで味が決まる調味料や、温めるだけのもの。他にも、一つの素材から生まれる加工食品の種類が増えたなと感じます。油揚げなら、刻み油揚げ、味つき油揚げ、みそ汁の具用にねぎやわかめとパックになったもの。卵も、ゆで卵、温泉卵、だし巻き卵、錦糸卵など、何種類もあり、メーカーもさまざまです。レジの様子も変わって、今は見守っている方が一人いるだけで、あとはバーコード決済のセルフレジ。こういう世の中の流れもスーパーに行けば、少しずつ知ることができます。

卵の価格の高騰も、ニュースでいくら聞いていても、買い物に実際に行ってみて初めて実感するものです。スーパーに行くと現実を知るきっかけにもなります。現実を知ると、未来も予測しやすくなります。

京子の部屋
シニア世代のお金事情

老後の資金は2000万円必要という話もありましたが、いったいいくら必要なのでしょうか。

私もいつまで自分の力で暮らせるかな、といつも考えています。自分の暮らしを自分で守れなくなったら、人に助けてもらうしかありません。それにはいくらかかるのかチラシがポストに入るたびに見ています。料理や掃除以外にもいろいろなサービスがあります。

- **洗濯サービス**：袋が一個届くので、そこに洗濯物を全部入れておくと、洗濯してたたんで返してくれる
- **防犯サービス**：ボタンを鳴らすときてくれる
- **病院つき添いサービス**：看護師さんの資格のある方が病院に連れていってくれて、診断を聞きとってくれて、家まで送ってくれる

一人で快適に暮らすために、こういうものを上手に利用するといいなと思います。お住まいの地域に、どういうサービスがあって、どういう会社がやっていて、相場がどれくらいなのか、調べておくとよいと思います。

第三章
シニア世代の食生活
――食は生活リズムをつくる

ゲーム感覚で楽しい節約ライフを

シニア世代になって年金生活に入ると、どうしても節約という言葉が頭に浮かぶようになります。ましてやこの物価高。でも、どうせ節約するなら、楽しく節約したいですよね。

まずは水道代。キッチンでできる一番の節約法は、予め油汚れはウエスでふき取ること。そしてしばらくつけ置きをしてから洗うと、少しの水で食器を洗えます。ウエスは、日ごろから古くなった洋服や布巾などを手のひらサイズに切っておくと、いつでも使えます。

次に電気代です。夏は冷たい飲み物がほしくなりますが、私は水だし緑茶をつくっています。緑茶の苦味より甘味が出て、お湯でつくったときよりおいしいくらい。100円ショップで売っているティーバックを使っても、後から茶こしでこしても、どちらでもおいしくできます。冬は保温調理（P123）。煮込み料理など、ある程度火が通ったら、途中でやめておいて、あとは保温状態で時間にゆだね、中まで火を通して完成させます。

一番簡単な節約法は何といっても、自炊することです。自分でできるうちはできることをやって、買ったものを捨てずに使い切ること。これ以上の節約はないように思います。

ところで、孫に何かプレゼントするとき、「はいどうぞ」と渡しても「ありがとう」で終わってしまいます。でも、ただ渡すより、孫がとても喜ぶ渡し方があります。それはクイズです。クイズの問題を書いた紙を渡すと「ばあばの一番好きなお洋服はどれでしょう?」と書いてあり、そこにいくと洋服のポケットに新しいクイズの書かれた紙が入っています。家じゅうを走り回って順番に解いていかないと、プレゼントまでたどりつかないようになっており、より達成感が味わえるのか、プレゼントをただ渡すより喜んでくれます。

節約も、こういうふうにゲーム感覚で楽しむとよいと思います。買い物に行けば体も使いますし、きゅうりを三本買ったら、一週間でどう食べようか考えると頭も使います。達成感が味わえて、節約できて、おまけに健康にもなれる。そう考えると、ちょっとやってみようかな、という気になりませんか。

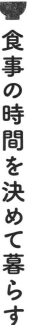

食事の時間を決めて暮らす

シニア世代の中には、パートナーに先立たれ、孤食《こしょく》を余儀《よぎ》なくされている方も多いことと思います。孤食は決して悪いわけではないと思います。今は若い人も孤食が多いですから、孤食を否定しては元も子もありません。ただ、若い人とシニア世代の違いは、「長年誰かのために食事をつくり続けてきた」または「長年誰かが自分のために食事をつくり続けてくれていた」という過去があることです。

新聞やテレビなどでもよくシニア世代の孤食はとりあげられるので、きっと悩んでいる方が多いのだろうと思います。誰かのために食事をつくるってとても大変なことです。そういう方に限って、夫に先立たれて一人になると、急に食事が簡略になりがちです。そうなってしまうと、今、さかんに言われている、低栄養やフレイル（加齢により心身の働きが弱くなった状態）に陥る可能性が高まります。今二人の方も、いずれ一人になる可能性があるのだから、**いつでも一人で生きるトレーニングをしておくことは必要です。** 一人だと、全部自分の好きな通りにできて自由ですが、自分の価値観をきちんと持っていないと、寂しくなったりするかもしれません。

また、仕事と食事と比べて、仕事を優先してきた人も、引退後に食事をしっかりとらなくなるケースがあります。仕事の延長とばかりに趣味に没頭して、終わるまで食べない、ときには終わるまで寝ない、という暮らしは、続けられる年齢の限界がありますから、そういうスタイルはいつか病気につながりやすくなります。

これらはすべて、三度の食事を、時間を決めて食べることで解消できます。暮らしの中で、食事が節目になり、節目ができることで、暮らしにリズムができます。食事を整えるだけで、心が整って前向きになり、人生にさまざまな得点がついてきます。

最新の「時間栄養学」では、何をどのくらい摂るかだけではなく、いつ食べるかがとても大事だと言われています。私は食事の時間を決めて、どんなに忙しくてもきちんとそれを守って暮らしています。そのせいか、目覚ましをかけたことがありません。毎朝同じ時間に自然と目が覚めて、同じ時間にお腹がすいて、同じ時間に眠くなります。

英国貴族のように水分補給を

シニア世代の食生活について、私が一番伝えたいことは、水分補給です。とにかくしっかり水分をとっていただきたい！　年齢を重ねるにつれて、のどの渇《かわ》きを感じにくくなっていきます。そのせいで、夏は熱中症にかかりやすくなったり、腎臓に負担がかかったりします。水分をとるということは、体のお掃除をしているということでもあるのです。一日一・五リットル、夏はもっと必要なので、一日コップ七〜八杯はとってください。だって人間の体の六割は水分ですから。

しっかり水分補給するためには、やはり時間を決めることです。いい見本になるのが、ティータイムを大事にする英国貴族の暮らしです。彼らは、一日三回の食事に加え、イレブンジスという十一時のお茶、ハイティーという五時のお茶、二回お茶の時間をとるのが昔からの生活リズムです。日本のシニア世代は、さらに起き抜けと風呂上りを入れて合計七回水分補給をすることをおすすめします。そうすると一日に必要な水分がとれます。

①起き抜けの水　歯を磨いて一杯の水を飲む。そこから暮らしを始める
②朝食　一杯の水かお茶、ジュース、紅茶、コーヒー、汁物などをとる
③十一時のお茶　一杯のコーヒー、紅茶、緑茶などを飲む
④昼食　一杯の水かお茶、麦茶、ハーブティー、汁物などをとる
⑤午後のお茶　一杯のコーヒー、紅茶、緑茶などを飲む
⑥夕食　一杯の水かお茶、麦茶、ハーブティー、汁物などをとる
⑦風呂あがり　一杯の水か白湯《さゆ》を飲む

朝はコーヒーや紅茶など、カフェインが入っているほうが、頭がシャキッとします。ただ、カフェインには利尿作用があり、水分補給の役割を果たす前に体から出てしまうので、毎回コーヒーや紅茶は避《さ》けましょう。甘いジュースは糖分があるので、血糖値を気にする方には向きません。また、三食に毎回汁物をつけると、塩分過多になりかねませんので、汁物やスープなどは一日一回にして、後は水かお茶などにするとよいでしょう。夜のカフェイン摂取は避けたほうがよく眠れます。

三度の食事で認知症予防

「五味五色五法」のよいところは、栄養バランスが整うこと、さまざまな味覚を味わえること、カラフルな色を視覚で楽しめることです。

年を重ねると、次第に味覚も衰えます。原因は味を感じる味蕾《みらい》の減少や、脳への伝達能力が低下することと言われています。また認知症の初期症状の一つとして、味覚障害があげられることもあり、一度の食事で異なる味覚を味わうことは、認知症予防に役立つと考えられます。そういった意味でも、私は献立には、おかずはどんなに簡単なものでも、最低三種類は必要だと考えています。さまざまな味覚、カラフルな色を食卓にそろえれば、その分、香りの種類も増えるので、自然と嗅覚《きゅうかく》も刺激することになります。

感覚が衰えるということは、すべて認知症につながっています。味覚・視覚だけではなく、嗅覚も年齢とともに衰えます。香りが脳に与える影響は、今もって解明されていないことが多いものの、香りの効果で疲れがとれたり、イライラがおさまったり、感情や体の状態に与える影響は計り知れません。香りが分からなくなると、おいしさも半減してしまうため、食欲低下にもつながります。避けたいことではありますが、周りの先輩シニア世代を見ていると、避けては通れない道だなと、思わざるを得ません。

シニア世代になると、料理をしていて鍋を焦《こ》がす方が増えます。嗅覚が衰えるため、鍋が焦げている臭いに気づかず、鍋をかけたことすら忘れてしまっている、ということさえあるわけです。想像するだけで、自信喪失《そうしつ》です。

老化は自然のなりゆきですから、抗《あらが》うことはできません。私はアンチエイジングという言葉がどうも好きになれず、アンチエイジングより、ウェルエイジングでいきたいと常日頃から思っています。どうせ年をとるのだから抗っても仕方ないことで、前向きに年齢を受け入れていきたいものです。

ですからいつか、味が分からなくなるかもしれない、香りも分からなくなるかもしれない、長生きすれば絶対そうなるのよね、と覚悟を持っておくことは、大切だと思います。とりあえず今は、いつか鍋を焦がす日に備えて、大きな音が出るタイマー（P１３８）をキッチンに置いています。

料理と食事で五感を刺激する

最近は目が疲れるので、ラジオを聞いたり、YouTube《ユーチューブ》を再生して聞き流すようになりました。テレビなど、目を使うメディアは見ていると他のことは何もできませんが、聞くだけなら、やるべきことを同時にできるので、時間を有効に使えます。何かをきちんと知りたいと思ったら、文字で読んだほうが身につきますが、ちょっと興味があることなら、すーっと聞き流してもいいんじゃないかと思っています。そう思うのは私だけではないようで、世の中「耳活《みみかつ》」なるものが流行《はや》っているそうで、これからはますます耳で聞く時代だなと感じます。

シニア世代になると聴覚《ちょうかく》も衰えるもので、今、国内外の補聴器《ほちょうき》メーカーは、シニア人口の多い日本で販売促進に資金を投じているようです。実は、私にも補聴器のPRイベントで講演をさせていただく機会がありました。最新の補聴器は、聞こえにくい周波数《しゅうはすう》に合わせて調整できるすぐれもので、高価なものもあるようです。手にとってみたらとても軽くて驚きました。私も親の介護などを通じて、聴覚の大切さを痛感しています。聞こえなくなったのをそのままにしておくと、人と話すのがちぐはぐになり、それを気にすると人としゃべらなくなっていき、人と疎遠になることが認知症の入口に立つことにつながるのではないか、と感じていました。

ですから聴覚も、三度の食事で刺激することで、衰えるのを防げるのではないかと思います。そのためには、食事にいろいろな食感のものをそろえることです。三つおかずを用意したら、できれば、全部違う食感になるといいなと思います。

新鮮なサラダのレタスのシャキシャキという音、揚げたてのフライのサクサクという音、つけ物のポリポリという音……食べたときのおいしさは、味覚だけで感じるものではなく、視覚、嗅覚、聴覚、触覚《しょっかく》、五感すべてで感じるものです。五感すべてを刺激するわけですから、脳が活性化するのも当たり前といえば当たり前。

食事をするときだけでなく、料理をするときも、五感が刺激されます。コトコト煮込む音で、じっくり味がしみ込んでいるのだろうなと感じたり、ジャッと炒める音で油の香りがふっと立つような感じがしたり、まな板でトントン切る音で、おいしいものができるのだろうなと空腹感を刺激されたり。料理ほど五感を刺激するものはないのではないでしょうか。

一人でできる楽しい趣味

ある食品メーカーが自社のウェブサイトコンテンツのアクセス数を分析したところ、毎日の食事のレシピは、とにかく簡単・手軽が人気。一方で、梅干しづくり、パンづくり、そういうもののアクセス数も同じくらい多いと知りました。これは面白い結果だな、と思いました。

二極化しているともとれますが、梅干しづくりやパンづくりというのは、趣味ですよね。生きる糧《かて》としての食事ではなくて、趣味として楽しむもの。趣味はいくら手間がかかってもいいけれど、ふだんの食事に手間をかけるのは面倒。そんな声が聞こえてくるような気がしました。

私は知り合いに野菜をつくっている方が多いので、ときには大量に野菜が届くことがあります。それを無駄なく消費するために、トマトを煮てトマトソースつくったり、バジルをフードカッターにかけてバジルソースつくったり、ミントを山ほどいただいたときはミントティーにできるように干したり……。

毎年春にはみそをつくります。二キロの大豆をゆでてつぶして、糀《こうじ》と塩を混ぜて、小さな保存袋に入れます。ふだんの冷凍と同じで、一つ一つ、空気が入らないようにできるだけ平たく薄くのばして入れます。そうすると、カビが生えることもなく、腐ることなく、ひとりでに発酵《はっこう》してみそになります。

これらも全部、趣味ですね。もちろんこうした楽しみがあるのはすばらしいことですが、私は、シニア世代は生きる糧としての食事も、趣味と同じくらい手間をかけてもよいのではないかと思っています。

シニア世代になると、暮らしの中のいろいろなことをどんどんシンプルにしていかないと体がついていきません。でも、暮らしをシンプルにした分、食を丁寧にしていけば、健康寿命は延びるはずです。私はそうやって生きています。

一定の年齢になると、人に助けてほしいと思うことが増えるのは自然なことです。そうなったときに、きちんと食べる術があれば、助けてもらうだけではなく、助けてあげることもできるようになります。人を助けてあげられる存在でいることは、幸せなことなのではないでしょうか。そう考えると、きちんと食べる術を身につけることは、誰もが幸せになるための第一歩なのではないかと思います。

食事づくりのハードルを下げるコツ

朝ごはんを食べない若者が増える今、理由を究明する番組制作に関わったことがあります。結論は、朝忙しいことが理由でした。つまり、もし誰かがすぐ食べられるものをつくってくれたら食べる、という人がたくさんいたのです。世の中のシニア世代の低栄養が叫ばれる今、きちんと食べない理由を探ってみると、「食事をつくるのが面倒だから」という答えが返ってきます。若い人もシニア世代も、食べない理由は同じだったのです。ならばと、食事のハードルを低くする方法を考えました。

- **トレイを使う**（P142）寝る前に、朝食の食器をトレイにセットしておく
- **つくり置きを多用する** 買い物の後、下ごしらえをすることを習慣にする
- **はやめに準備する** 朝食を終えたら、昼食と夕食の献立を考えておく

夜寝る前に、朝食セットをつくっておいて、朝食を食べ終えたら、お昼ごはんと

夕ごはんに何を食べようかな、とちょっと考えてみる、そんな暮らしはなかなか楽しいものです。先を読んで準備するためには、つくり置きが多いに活躍します。

昼食に冷凍保存したラタトゥイユを食べようと思ったら、朝食後、冷凍保存袋を冷凍庫から冷蔵庫に移しておけば自然解凍されます。パンがあればサンドイッチにしてもいいでしょう。かぼちゃをつぶして冷凍したものがあれば、牛乳で溶いて市販の粉末タイプのコーンスープで味つけすれば、かぼちゃスープができます。

夕食にしょうが焼きを食べようと思ったら、冷凍した豚肉と青菜を冷凍庫から冷蔵庫へ移しておきます。豚肉をしょうがペーストで焼いて主菜に。青菜を納豆で和えて副菜に。ミニトマトをいくつか添えて副副菜に。これで食感も色も味も異なる三つのおかずができあがり、ご飯とお茶で一汁三菜です。

日が暮れてから献立を考えて一からつくるのは誰だって嫌です。朝の元気なうちに考えておいて、つくり置きを利用すれば、少しの手間ですぐにごはんが食べられます。次の食事を考えておく、という暮らしをしていると、すべてが、先を見越して動けるようになります。それでも人生には予測どおりにいかないことはたくさん起きます。だからこそ分かっていることは先にやっておけば楽ができます。

京子の部屋
シニア世代は自由世代

シニア世代はいろいろなことから自由になれるチャンス。子どものお弁当をつくらなくていいし、朝夫を起こさなくてもいいし、そういうことから解放されて、自分のやりたいことをできる時間です。

現役時代に社会的に高い地位に上りつめたとしても、手放す勇気も必要です。年をとれば当然体は衰えます。耳が聞こえにくくなると大きな声で話すようになったり、目が見えにくくなるとコードにつまずいたり、「うっかり」が増えて役目を充分果たせなくなることもあります。組織に残れば、組織にとってもデメリットになります。具合が悪くなって質の悪い仕事はしたくないですし、体力が落ちているのに、無理して寝ずに働くこともしたくありません。

肩書も地位も名誉も、そういうものをすべて返上して、つきあいたい人とだけつきあって、やりたい仕事だけできるのが、シニア世代の醍醐味《だいごみ》です。私は今、自由な時間を満喫《まんきつ》しています。

第四章
シニア世代の食の知恵
——食は居場所をつくる

たくわんとお茶　父の思い出

私の父は、都内で染物屋をしていました。最近きもののリメイクに夢中になり、父が手がけた着物で手元に残っているものを壊して、ワンピースをつくったりしています。着物の細部を見ると、「ああ、こんなに丁寧に仕事していたのか」と父のことを見直しました。あの時代はみんなそうですが、太平洋戦争に従軍し、それなりに苦労の多い人生でしたが、一〇〇歳まで生きて、一〇〇歳の誕生日に家族に囲まれて亡くなりました。

今や日本の一〇〇歳以上は、八万七千人近くと言いますが、食後、キッチンでお皿を洗うときに、たまに父の話を思い出すことがあります。私の両親は大正時代の生まれで、その当時は家族も多く、食事の風景は今とはだいぶ違いました。農家で生まれ育った母などは、食事は一人一人が箱膳《はこぜん》だったそうです。今では箱膳を見かけるのはお坊さんの食事くらいですが、当時はそれが普通で、ご飯茶碗、汁椀《しるわん》、箸《はし》を、家族みんながそれぞれ自分で管理していたそうです。

食事のときは、お粥《かゆ》なりご飯なりをご飯茶碗でいただきます。食べ終えたら、お茶なりお湯なりをご飯茶碗に一杯注いで飲みます。それが水分をとることにつながり、食べたものをお腹に収める助けにもなりました。そして、一枚のたくわんでご飯茶碗の内側をきれいにぬぐったそうです。こうすることで、ご飯茶碗についたお米やぬめりがきれいにとれて、食器を洗う人の手間も減り、洗うお水も節約できました。最後に、その一枚のたくわんをいただきます。硬いのでシャリシャリとした食感で、食事の最後に噛《か》むことによって歯の掃除にもなりました。「香の物」の由来には諸説ありますが、口の中をきれいにしてくれるもの、という意味合いがあるのは、間違いないようです。たくわん一枚で、食器の掃除と歯の掃除を兼ねていたとは、昔の人の知恵はすばらしいと思わざるを得ません。

ひと昔前まで、どこにでもあった日本の食風景です。そういうことを全然知らない人もいるでしょうし、貧乏《びんぼう》たらしいと思う人もいるでしょう。これを今やりましょうとすすめるつもりはありません。ただ、今叫ばれる環境問題などを考えるにつけ、そういう習慣が昔はあったのだということを、たまに思い出すことには、意味があるかなと思います。

未来にツケを残さないためにできること

同世代の友人から、こんな話を聞きました。彼女のお母さまがおっしゃっていたそうです。

「今はひねれば水が出るけれど、昔は自分の家に井戸がない人はたくさんいて、お水をもらうための苦労話はたくさんあったのよ」

そういえば、私の母もよくそんなことを言っていました。

「お水は大事だから、お水を大切にしなさい」

と、子どものころよく耳にした記憶があります。

彼女のお母さまは、バケツ一杯の水で、まず野菜を洗い、食べた後の食器を洗い、水が汚れるとそのまま捨てず、植木にやっていたとか。バケツ一杯の水を生かし切っていたそうです。

今の時代に置き換えても、実践できることはいろいろあります。まな板を洗う回数を減らすために、食材を切る順番を考えたり、野菜をゆでたお湯で、ゆで卵をゆでたり。水なら、お風呂に入った後、ちょっと拭《ふ》き掃除に使ったり、バケツで運んで植木に水をやったり、少しの手間で節約にもつながります。

節約、と言ってしまうと、個人の暮らしの問題ですが、水の話は、個人の節約の話に留《とど》まりません。今地球上で水がなくなるかもしれない、という問題があります。テレビや新聞などでもとり上げられているのでご存じの方も多いとは思いますが、地球温暖化と人口増加の影響で、2030年には、世界中の二人に一人は安全な水にアクセスできない、水不足の状態になると言われています。

現在、海外の大規模な畜産農家では、家畜に食べさせるためのとうもろこしなどの飼料を育てるための水を、地下100メートルからくみ上げているそうです。地下水も無限にあるわけではありませんし、餌の価格が高騰すれば、肉の価格も高騰し、いずれ牛肉は一キロ十万円を超えるのではないかとの予測もあります。

これまでは拡大の時代で、経済活動を優先して、環境破壊を押し進めた時代でもありました。負の遺産を、次の世代に残さないために、暮らしの中で実践できることをして、伝えられることを伝えていくのも、経済活動から身を引いたシニア世代のつとめかもしれません。

捨てない！　ベジブロス

これからの時代は捨てずに使い切るということが大事になっていきます。物価が上がると節約したい気持ちも切実になっていくでしょう。だからと言って少しでも安いものばかり求めては、身も蓋《ふた》もありません。安いものを求めるより、高くても買ったものを使い切ることを大事にしたいと思います。買った以上は責任がありますから、全部使って、全部食べ切ること。食べ切ればごみの削減にもつながります。そもそも野菜は、捨てるところに栄養がたくさんあることも忘れていけません。

野菜の皮は食べられるものは食べますが、食べられないものは、ベジブロスとして使います。ベジブロスとは、ベジタブル（野菜）とブロス（だし）を合わせた言葉で、「野菜だし」のことです。やり方はとても簡単。

① 皮や芯などをざるなどで干してかさを減らす。冷凍保存袋で冷凍しておく

② 二つかみ分ほどたまったら、鍋で煮だしてスープをつくる

③　こして、空いたペットボトルなどに入れ、冷蔵庫にしまっておく

使い方もシンプルで、水のかわりに使うだけ。みそ汁、煮物、スープ、カレーなど、汁物なら何にでも使えます。野菜のだしがとれているわけですから、使うと単純に料理がおいしくなって栄養価が高まります。

- **レタス・キャベツ**　外葉、食べるには硬い芯
- **玉ねぎ**　皮（外側の薄茶色の部分）
- **セロリ**　葉
- **パセリ・しいたけ**　軸
- **ブロッコリー**　芯の外側の硬い部分

大体の野菜はベジブロスに使えますが、実際に食べるわけではなく、だしをとるだけですから、本当に食べられない部分だけよく洗って使いましょう。温めて味を調え食事に添えるだけでも、香りで食欲がわくので食が細い方にもおすすめです。

リボベジでカラフル食卓

リボベジという言葉もだいぶ浸透《しんとう》してきましたが、リボーン（再生）とベジタブル（野菜）を足してできた言葉で、野菜の再生栽培です。

野菜のへたなどを水栽培で育てて、再び食べようという試みです。本来捨ててしまう部分を使うわけですから、節約になるだけでなく、フードロスやごみ削減にもなります。容器と水さえあればできて、場所もとらず、キッチンの片隅に置いておくだけなのでどなたでも挑戦できるでしょう。何より、こんな干からびた存在なのに、こんなに元気になる力があるのか、ということに本当に感動します。リボベジに適した野菜とやり方をご紹介します。

- **長ねぎ・玉ねぎ**　根元を2～3㎝残してカットし、根元を水に浸ける。長ねぎは何本かあるときは輪ゴムなどでまとめるとよい
- **大根・かぶ・にんじん**　葉元を1～2㎝残してカットし、断面を水に浸ける。

断面を常にきれいに保つと腐りにくい

- **豆苗《とうみょう》・小松菜・水菜・青梗菜**　根元を2～3㎝残してカットし、根元を水に浸ける。豆苗は豆まで浸けないようにすると腐りにくい
- **キャベツ・レタス**　葉を少しだけ残して芯を水に浸ける。芯だけ水に浸けるようにすると腐りにくい
- **ブロッコリー**　捨ててしまう硬い芯の部分を5～6㎝ぐらい、そのまま水に浸ける。断面を常にきれいに保つと腐りにくい

育て方のコツは、毎日お水をとりかえてきれいに洗うことだけです。容器も何でも大丈夫。豆腐のパックや、プレーンヨーグルトのふたなどで充分です。

私が一番好きなのはにんじん。きれいな葉が出てくるのであしらいに、ハーブと同じ感覚で使っています。大根や長ねぎはみそ汁、ブロッコリーやキャベツの芯は、新しい葉がどんどん出てくるので、炒め物やスープに利用しています。

真夏の暑い時期以外は、ほぼ一年中できますが、一番適した時期は春先です。どんどん芽吹《めぶ》いて育つので、鑑賞用に育てるだけでも元気をもらえます。

週一回のサルベージ・デー

私は納豆を週三回、一日おきに食べるようにしています。骨を丈夫にするためです。納豆はビタミンKが豊富です。ビタミンKは骨の目減りを防いで貯金を増やすビタミン。毎日食べる必要はなく、一日おきぐらいに食べると充分に効果が期待できます。ですから、スーパーの三パックセットはちょうどいい計算になります。毎週買うようにしていますが、ちょっと食べ忘れたり、外食があったりすると、「あ、今週はまだ残ってた！」ということも出てきます。

週一回の定期買い物に行くときは、冷蔵庫をすっきりさせておかないと、買ったものが入りません。行く前に冷蔵庫を見渡して、何が残っていて、何が足りないかチェックします。その際に、早く食べたほうがよいものを、整理して手前に置くようにするとよいでしょう。

最近シニア世代の間でこんな会があるそうです。家の冷蔵庫に余っている食材をそれぞれ公民館に持ち寄って、「さあ、何つくろうか？」と相談して、みんなで料理をつくるとか。長ねぎを持ってきた人と、ハムを持ってきた人がいたら、小麦粉を平たくのばして焼いて、刻んだねぎとハムをのせて、みそをちょっとつけて包んで飲茶《やむちゃ》風に。このように、いろいろなアイデアを出し合って、みんなが食べたいものをつくることができるので、とても楽しい会になるそうです。

こういった会は、サルベージ・パーティー®などと呼ばれているそうですが、サルベージとは、もともと沈没した船を引き上げる作業を指す言葉で、まさに、捨てることになる食材を救う会ですね。

何もパーティーをしなくても、一人サルベージ会もできます。週に一回買い物に行く前の日をサルベージ・デーと決めて、冷蔵庫に少しずつ残っているものを、電子レンジでチンしてお皿に盛ってみるとか、トーストに並べてカナッペにしてみてもいいでしょう。料理経験を積めば積むほど、アイデアがあふれてくるはずです。脳も鍛えられて、食材も無駄なく使えて、いいことづくし。

インターネットが使える方は、残り物でレシピを検索してもいいでしょう。この本の中にもヒントはたくさんあるので、索引（Ｐ１７４）も利用して、ぜひサルベージ・デーに好みの料理をつくってみてください。

続きのある食卓を

料理が苦手な方から、どうしたら料理が上手になるか、アドバイスを求められることがあります。私はそんなとき、「毎日続けてみること」と答えています。この本ではこれまで主に、

- 食材を無駄なく**使い切る**こと
- **つくり込まないつくり置き**をすること

をお伝えしてきました。「使い切る」ということに集中すると、今日一日だけの料理で終わらず、食卓に続きが出てきます。また、「つくり込まないつくり置き」は、全部仕上げず途中で終わりにして保存していますから、仕上げるという続きが出てきます。「使い切る」「つくり込まないつくり置き」この二つに集中すると、実は、自動的に毎日料理を続けるような仕組みになっているのです。

以前、三年ほど毎日ブログをつけていたことがありました。毎日食べたものを写真でアップして、文章を書くというのはなかなか大変でしたが、毎日料理をしていると、毎日何かを感じていました。何かを感じていたから、毎日文章を書くことができました。

買ってきたものを並べたり、レストランに食べに行ったりしているだけでは、そのときは気分が高揚《こうよう》しても、後でふり返ると、店の名前と、おいしかったかどうかの印象しか記憶に残りません。でも、**自分で料理をすると、それをきっかけにいろいろなことを考えるようになります。**

外食をすると家庭でのフードロスも増えます。コロナ禍、フードロスが減ったというニュースがありました。みんなが外食できず、毎日家での食事を余儀なくされたことが、環境にやさしい結果になったのです。

時短のために惣菜を買ったり、楽しむために外食したりすることはもちろん大事なことですが、**家できちんと続きのある食卓をすることを暮らしの支柱に置いておくことは**、忘れないでいただきたいなと思います。そうすれば、アレンジ力が身につき、料理の腕も上達して、続きのある食卓がどんどん続いていきます。

京子の部屋
家でできる楽しいこと

　洋裁は習ったことがないのですが、きもののリメイクに夢中です。本で勉強しながらつくり、最近は取材や講演会などに、自作のワンピースで出かけています。
　家でできる楽しいことはいろいろあります。最近私が楽しんでいることや、やってみたいことをあげます。
けん玉：芸能人でもお好きな方がたくさんいらっしゃいますが、私は孫からひざを使うようにとアドバイスされて一生懸命練習しています。ひざを使うと全身運動になるので、少しやっただけで汗がでます。
エコバッグづくり：YouTubeで見つけた、エコバッグのつくり方を覚えて、小さな手提げをつくっています。カレンダーやチラシなど、おしゃれな印刷の紙でつくって、おすそ分けなどのときに使うと大変好評です。
認知症マフ：筒状の毛糸の編み物。そこに両手を入れると手が温まり、中に小物などを入れて触ると、手先を使うので、認知症予防になるそうです。新聞で記事を見つけたので、今度つくってみたいと思っています。

第五章
シニア世代のアイデア料理
――食は認知症予防になる

変身料理

和え物七変化

小松菜一把（200g）をフライパン蒸し（P38）にした場合、二人なら二回、一人なら三～四回食べられます。二把まとめ買いした場合、一気にやって冷凍することもあるでしょうから、いつもごま和えでは飽きてしまいます。和え衣《あえごろも》を少し工夫して、変化をつければ、毎回違う味を楽しめます。

和え衣は家にあるもので充分です。佃煮や梅干しなどご飯のおともになるものなら和食の献立の副菜に。ピーナツバターなどパンに塗るものなら、残ったら、翌日パンにはさんでサンドイッチにもできます。桜えびやちりめんじゃこならカルシムが摂れるので栄養面でもお得。クリームチーズや粉チーズなら、洋風の料理のつけ合わせにもぴったりです。

ただ、あまりいろいろ常備すると、冷蔵庫がいっぱいになるので、好きなものに絞ることも大事です。和え衣は調味料との組み合わせ方次第で、おいしさに差がでます。次のページ（P98～99）では、私がふだんよくつくるものをご紹介します。

	和風	洋風	その他
ごはんのおともまたはパンのおとも	のりの佃煮 なめたけ わさび漬け 明太子 かにかま 納豆 塩昆布 ちりめんじゃこ	ピーナツバター クリームチーズ ベーコン ハム	キムチ ザーサイ メンマ
乾物	桜えび 焼きのり わかめ 切りいか	アーモンド くるみ ドライフルーツ	韓国のり 炒《い》りごま すりごま
調味料	めんつゆ ぽん酢	マヨネーズ	チリソース 豆板醤《トーバンジャン》
手づくり常備菜	そぼろ（P106）	にんじんソース（P107）	ねぎ油（P103上）
その他	しょうがペースト ごまペースト 梅干し（たたく） 大根おろし からし わさび	粉チーズ にんにくペースト ゆで卵（みじん切り）	ごま油

缶詰（かに缶、さけ缶、さば缶、ツナ缶、ほたて缶など）は和洋問わず使える

和えるだけ

市販品を和え衣としてそのまま使用。ごはんのおともとしてしっかり味がついているので、味つけなしで完成

なめたけ和え

瓶詰めのなめたけ大さじ1で和える

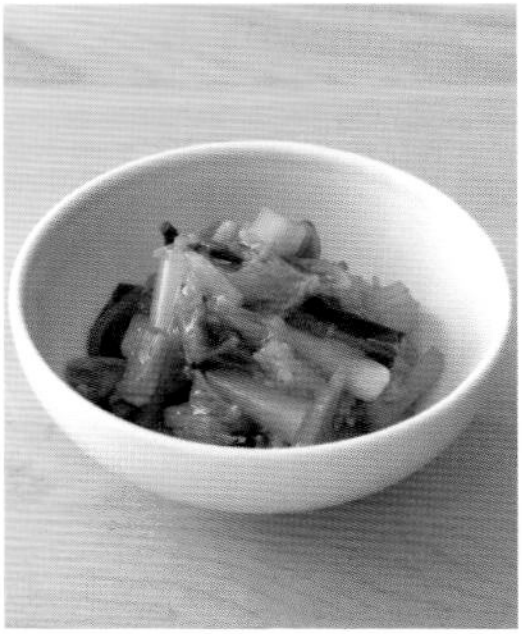

調味する＋和える

調味して和え衣をつくる。付属のたれがあればそのまま使用。迷ったらしょうゆ小さじ½程度を混ぜると味が安定する

納豆和え

ひきわり納豆（付属のたれ、からしを混ぜる）で和える

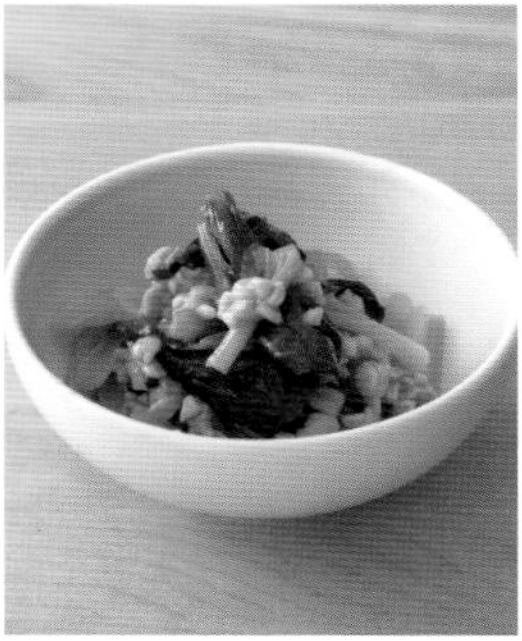

炒める＋和える

ちりめんじゃこは、ちょっとひと手間でも、予め炒めておくと、油の香りもプラスされるので、よりおいしくなる

じゃこ和え

ちりめんじゃこ大さじ1をごま油小さじ1で炒めたもので和える

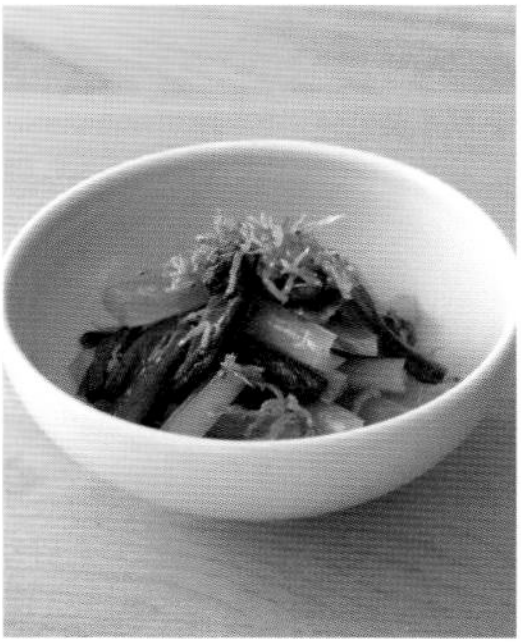

※青菜の分量はすべて、一食分小松菜⅓把（70g）分

わさびづけ和え

わさびづけ適量で和える

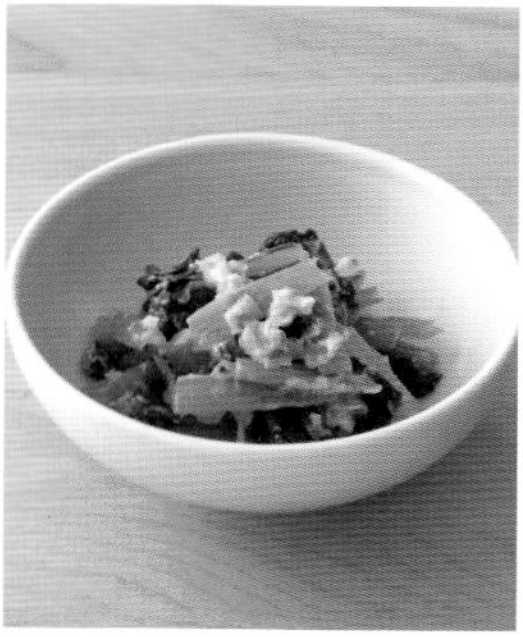

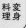

キムチ和え

キムチ適量で和える

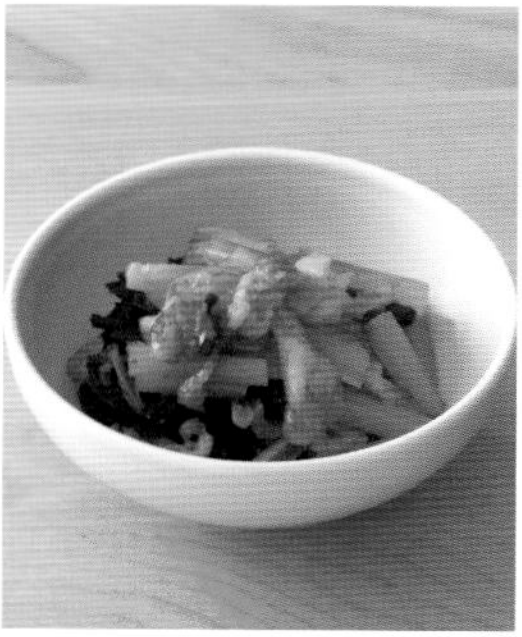

ピーナツバター和え

ピーナツバター大さじ1と、しょうゆ小さじ½で和える

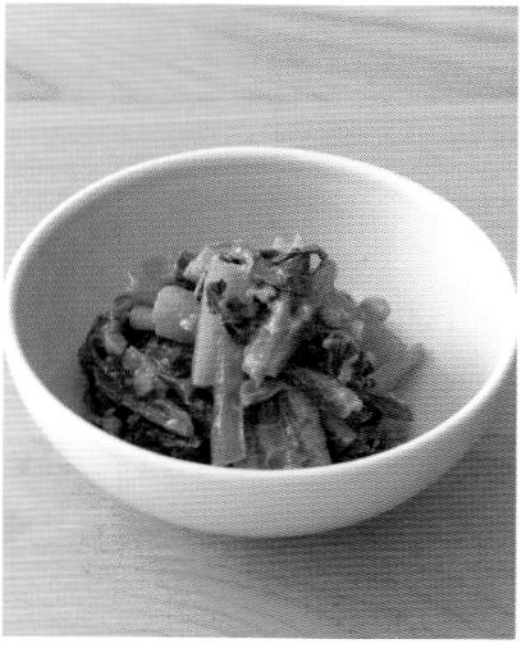

からし和え

からし適量をしょうゆ小さじ½で溶いて和え、もみのりを散らす

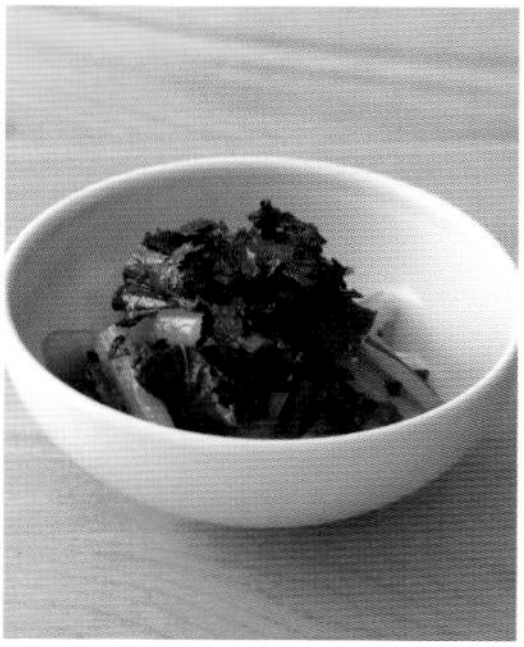

アレンジアイデア

ほうれんそう、春菊、青梗菜、水菜など青菜の他にもさまざまな野菜の和え衣に使える

- にんじん（細切りで塩もみ→ P26中）
- ピーマン（ちぎってフライパン蒸し→ P34上）
- ブロッコリー（電子レンジ加熱→P38上）
- キャベツ（細切りで炒める、またはちぎって塩もみ→P42上・下）
- 白菜（ざく切りで塩もみ）
- 大根（細切りで干す→P46中）
- なす（電子レンジ加熱→ P46下）
- きゅうり（薄切りで塩もみ、またはすし酢で和える→P55）

使い切り料理

捨てる部分をおいしく食べる

素材を使い切ると何がよいかと言えば、
・節約になる
・ゴミを減らせるので、地球環境に貢献できる
この二つは簡単に想像できますが、私が追加したいのが、次の三つです。

・食卓に手軽に一品追加できる
↓　一度の食事でさまざまな味や香り、食感を味わえることで認知症予防に
・栄養価の高い部分を食べることができる
↓　野菜は皮など捨ててしまう部分にこそ、栄養があります
・続きのある食卓になる
↓　皮だけ使って、中身はそのまま、ということはあり得ませんから、「使い切る」ということに集中していると、必ず次の食卓へとつながります。毎日料

理を続けることで、さまざまなことを感じることができて、アレンジ力がついて、料理の腕前も上がります

えのきだけの軸（P102上）も、後でやろうと思うと、しおれてしまって捨てることになります。大根の皮（P102下）も、長ねぎの青い部分（P103上）も、古くなってしまってからでは、おいしさが半減しますので、買ったらすぐに調理してください。でも、冷蔵庫でしおれかけている野菜を見つけてしまったときは、重ね蒸し（P103下）で野菜がミイラ化する前に、サルベージ＝救助してあげてください。他にも、しおれかけた野菜を救うには、こんな方法があります。

- **大根餅**　細切りにして小麦粉と水をからめて焼く（にんじんでも可能）
- **あんかけ**　めんつゆで煮て水溶き片栗粉でとじ、豆腐やうどんにかける（きのこなど）
- **甘酢づけ**　薄切りにして甘酢液（P57）につける

えのきだけの軸のステーキ（2枚分）

① えのきだけの根元1.5～2㎝を切る
② フライパンに油を引いて焼く
③ 焼肉のたれをかけ、万能ねぎを散らす

①

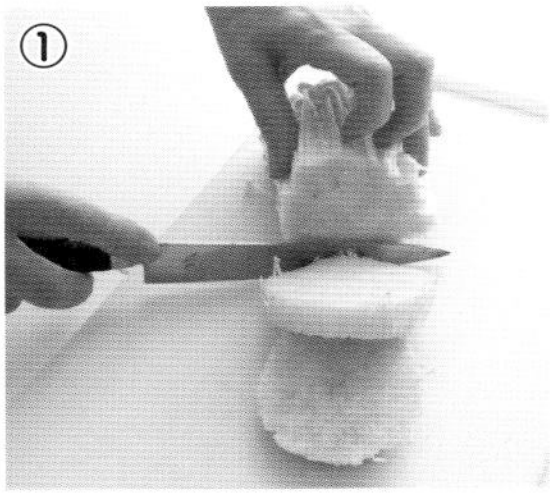

②

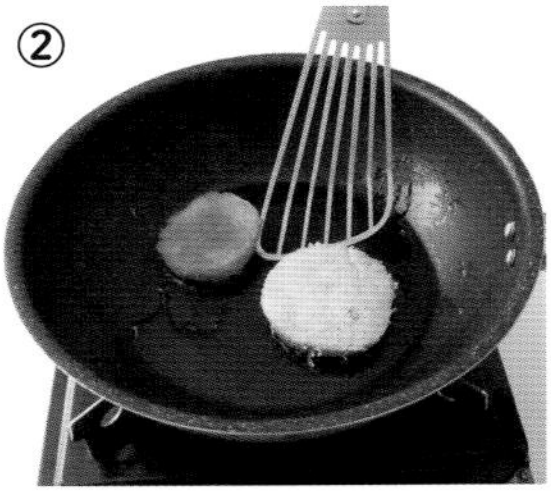

③

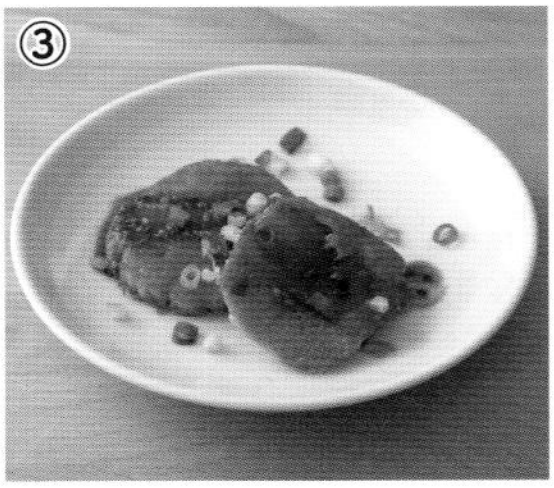

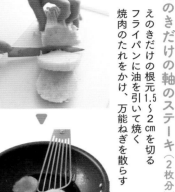

アレンジアイデア

- かき油で炒めればほたて貝柱風
- 一口大にすれば小柱風

大根の皮のきんぴら（つくりやすい分量）

① 厚めに皮をむき、細切りにする
② フライパンにごま油を引いて炒める
③ しょうゆ・砂糖で調味し、七味唐辛子をふる

①

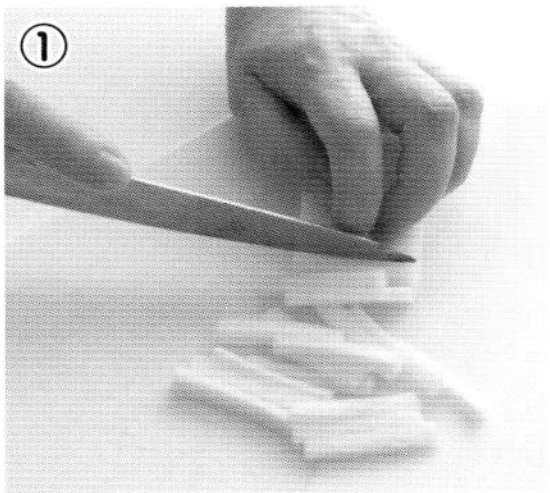

②

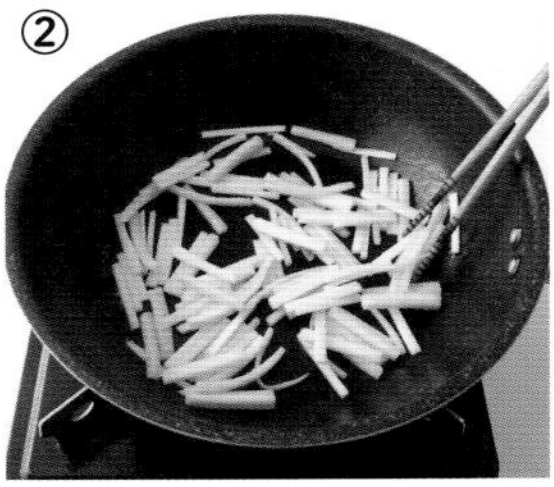

③ 冷蔵

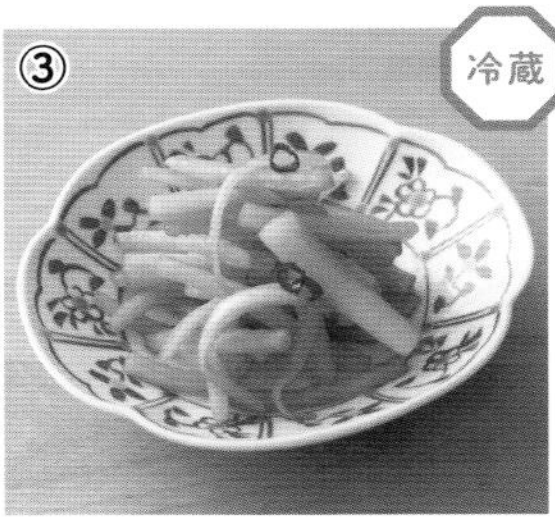

アレンジアイデア

なす（P47中）、にんじん、かぶ、れんこん、かぼちゃなどの皮でも同じようにできる

冷凍 …冷凍保存できるもの　冷蔵 …冷蔵保存できるもの

長ねぎの青い部分でつくるねぎ油（1カップ分）

① 青い部分（2本分）を粗みじんに切る
② 塩（小さじ1）をして、好みの油½カップを加える
③ 空き瓶に入れて冷蔵保存する

①
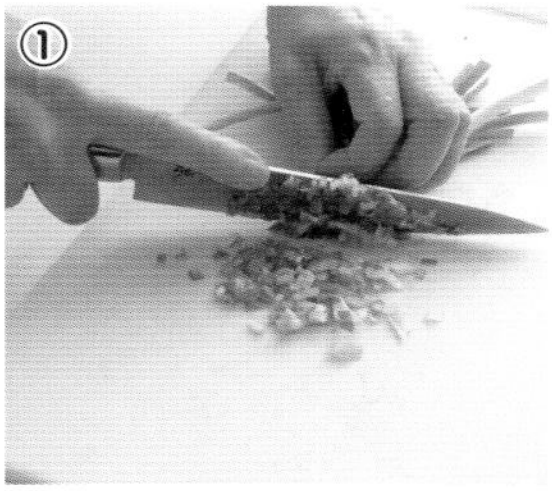

②
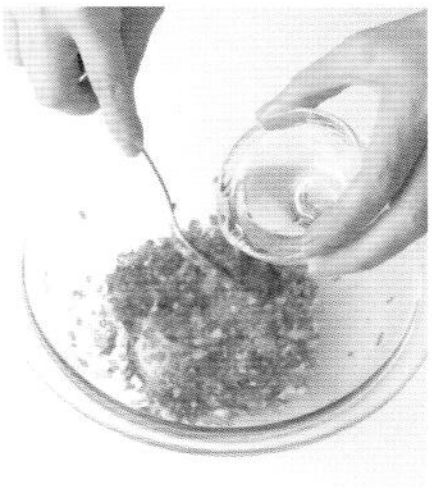

③ 冷蔵
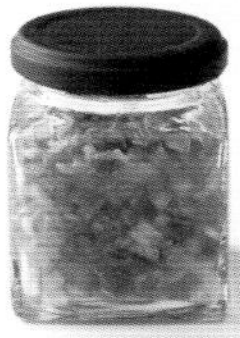

アレンジアイデア

- 豆腐にかける
- ゆで鶏にかける
- 青菜を和える
- 餃子のたねに混ぜる
- 卵焼きを焼く
- スープにたらす

残り野菜の重ね蒸し（約360g分）

① 残り野菜（約360g）を薄めに切って重ねる
② ベーコン、バター、固形スープの素を砕いてのせる
③ ふわっとラップし電子レンジに6分かけ、盛りつける

①
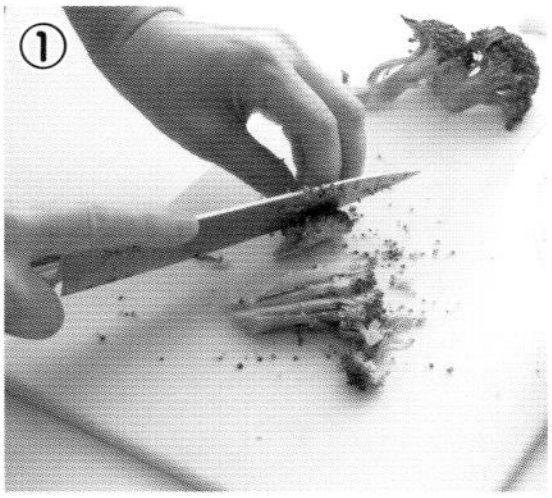

②
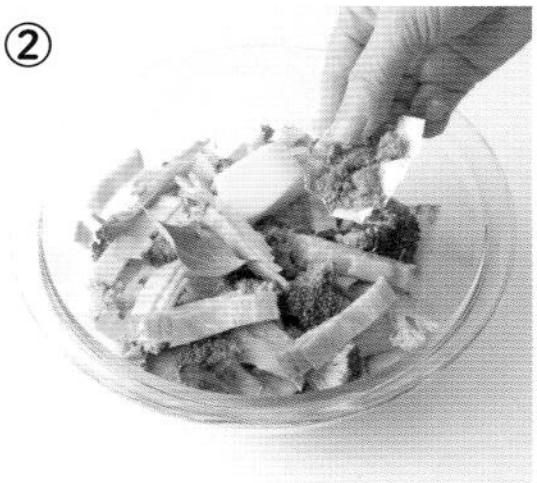

③ 冷蔵
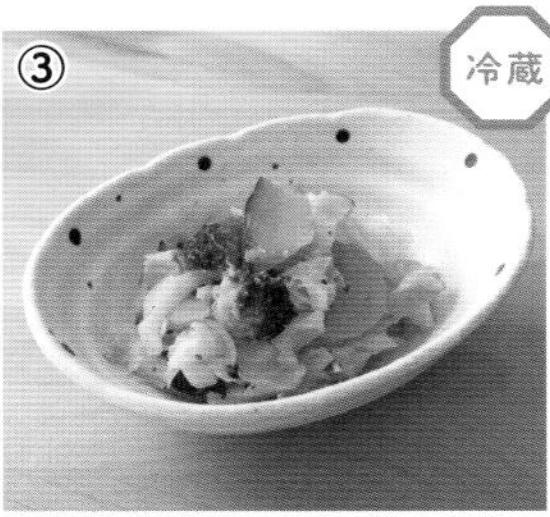

アレンジアイデア

- 牛乳とクリームチーズで温めるとクリームシチュー風
- 卵でとじればスペインオムレツ風

かける栄養料理

手軽にプラスオンして栄養補給

最近、シニア世代の低栄養が話題になっていますが、特に不足しがちな栄養素がたんぱく質です。シニア世代になると基礎代謝（生命活動に最低限必要なエネルギー）は下がるため、摂るべきカロリーの目安は下がりますが、摂るべき栄養素の目安は、若い人と変わりません。ですからシニア世代の食事は、量より質を重視しなければなりません。

厚生労働省が推奨《すいしょう》する一日のたんぱく質の摂取基準（推奨量）は、65歳以上の場合、男性が60g、女性が50g。この数字は若い世代とほとんど変わりません。これは、卵に換算すると七〜八個分、鶏もも肉（皮つき）に換算すると、300〜340gに相当します。年をとったら、若いときほど肉や魚を食べなくてもよいのではないか、と思っているシニア世代は多いのですが、実はシニア世代になっても若いころと同じように、肉や魚を充分食べるよう気をつけなければならないのです。

とはいえ、シニア世代になると、分厚いステーキや、とんカツを大量に食べるわけにはいきませんから、メニューに工夫が必要になります。そこで、シニア世代に常備していただきたいのが、そぼろです。高野豆腐でのつくり方を次のページ（P106）に紹介しました。高野豆腐は高たんぱくでコレステロールもなく、低価格。賞味期限も長く場所もとらないので、買い置きもできます。同じやり方で、鶏肉でも、合いびき肉でも、さけやたい、たらなどの魚でもできます。ご飯やサラダにかけるだけで、手軽に栄養補給ができるのがよい点です。

もう一つ、なかなか摂れないのが、赤系の野菜です。トマトは生のまま食べられるので手軽ですが、毎回食事につけると飽きてしまうという方もいらっしゃるでしょう。でも、にんじんをすりおろしたにんじんソース（P107）なら、肉や魚、豆腐、サラダ、何にでも調味料がわりにかけられます。つくり方も簡単で、にんじんと玉ねぎをすりおろして、電子レンジにかけて、酢などの調味料と混ぜるだけ。加熱することでとろりとします。セロリ、にんにくなど、好みの野菜を入れると味わい深くなります。料理がおいしくなって、赤系野菜も一つ摂れて、一石二鳥。さらに、毎日大さじ1程度の酢を摂り続けると、血圧やコレステロール値、血糖値が改善するというデータもあります。

高野豆腐のそぼろ（つくりやすい分量）

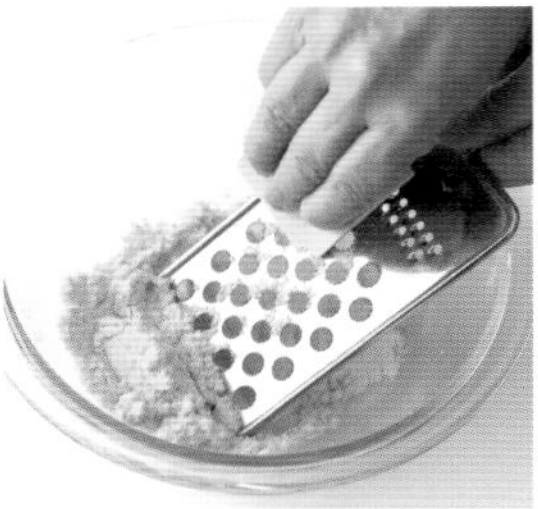

高野豆腐を30ｇほどすりおろす（または市販の粉豆腐30ｇ）

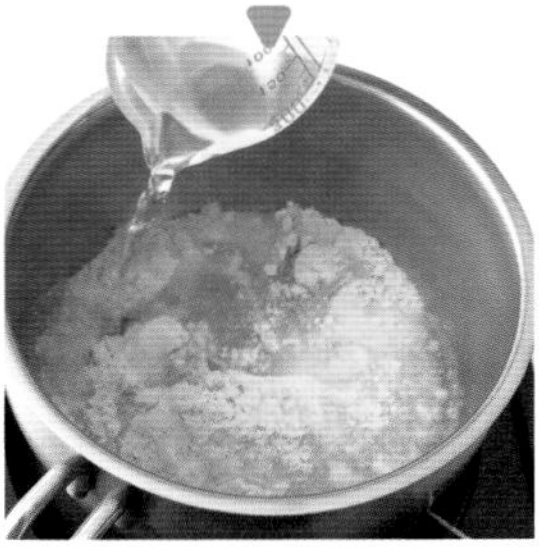

水だし（左上）¾カップ（50㎖）、砂糖大さじ1、みりん・しょうゆ各大さじ½を加えて火にかける

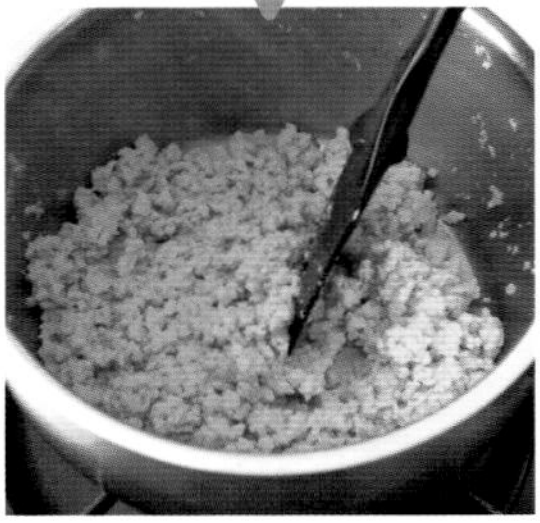

混ぜながら汁気がなくなるまで15分ほど煮る

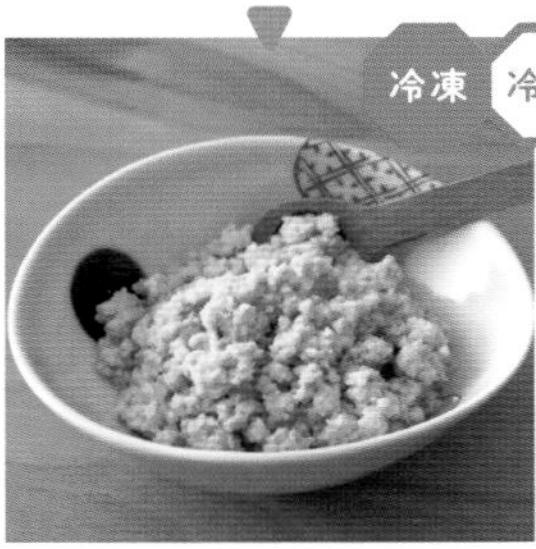

冷凍　冷蔵

このまま冷蔵保存、または冷凍保存袋に入れ、冷凍保存

水だしのつくり方

ペットボトルに水500㎖を入れ、昆布5ｇとかつお節5ｇ（または煮干しなど）を入れて冷蔵庫に一晩おく。茶こしでこして使う

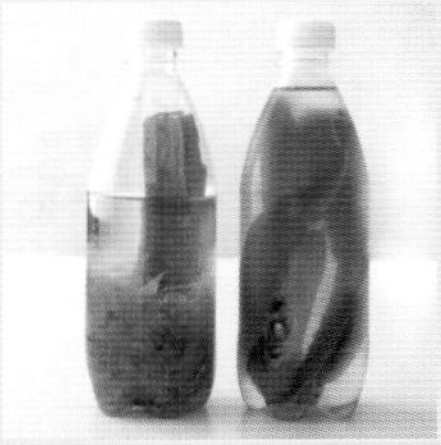

アレンジアイデア

そぼろ和え
青菜やブロッコリーなどを和える

だし巻き卵
溶き卵に混ぜて焼く

そぼろご飯
ご飯にかける、または炒り卵と青菜のみじん切りと一緒に三色丼にしてもよい

肉だんご
肉だんごのたねに加えるとふんわりやわらかくなる

冷凍 …冷凍保存できるもの　冷蔵 …冷蔵保存できるもの

にんじんソース（1カップ分）

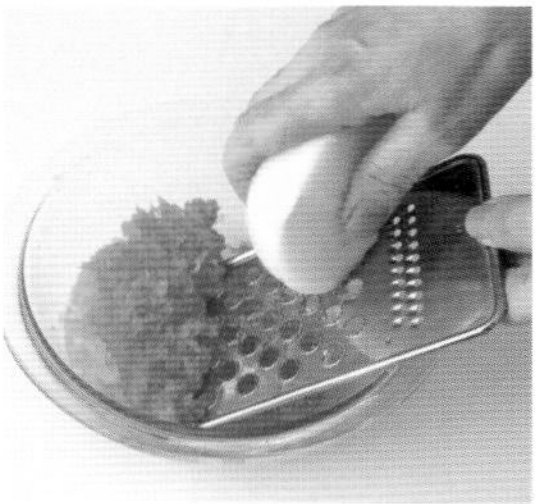

玉ねぎ½個（80g）と、にんじん⅓本（40g）をすりおろす

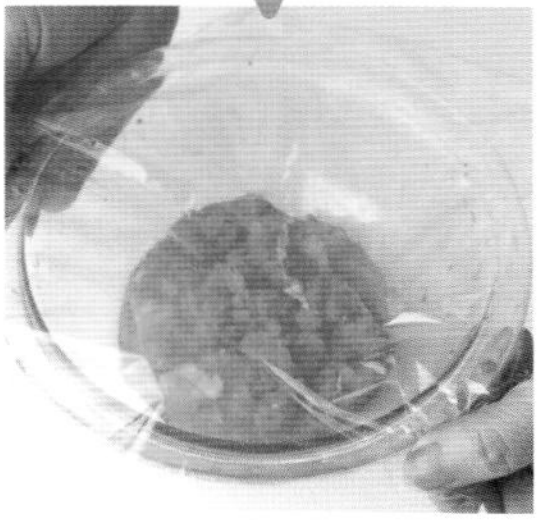

ふわっとラップして電子レンジに3分かける

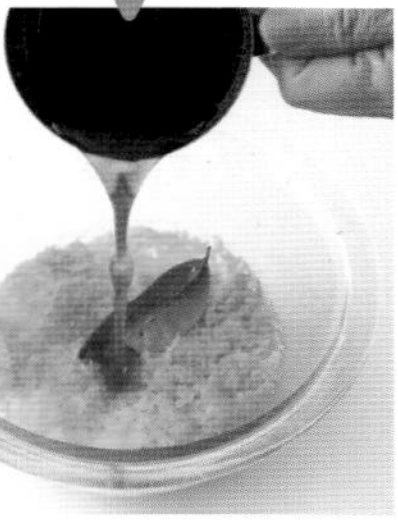

冷めたら、調味料（左上）を加える

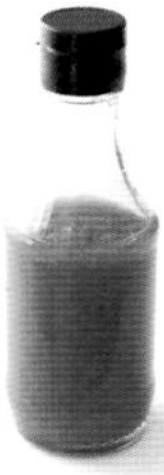

約1カップ分できあがる。空き瓶などに入れて冷蔵保存する

冷蔵

調味料の分量

酢またはすし酢…大さじ3
砂糖…大さじ3
めんつゆ…大さじ1
塩…小さじ½
ローリエ…1枚

好みで、にんにくやセロリのすりおろしを加えてもよい

アレンジアイデア

ソース
- 白身魚の刺身やほたて貝柱の刺身にかけてカルパッチョ風に
- ステーキやソテーした魚に
- オムレツ、目玉焼きなど卵料理に
- 豆腐に

パスタソース
- 好みの具材でパスタをつくり、仕上げにかける

サラダドレッシング
- 生野菜や温野菜にかける
- トマトの輪切りにかける

缶詰料理

簡単料理で一品追加

以前は、缶詰は非常食として棚の奥深くに保管されている方も多かったことと思います。大きな震災を経《へ》て、防災に対する考え方も変化した今、缶詰は、常に手の届く所に置いて、日常的に使って、なくなったら買い足しておくというつき合い方がよいのではないかと思います。

特に私がおすすめしたいのは魚缶です。魚は鮮度が命。魚を新鮮なまま食べようと思ったら、うろこをとって、さばいて、大変な手間がかかります。ところが缶詰は、鮮度がそのまま保たれていて、なおかつ、缶汁にＩＰＡ（イコサペンタエン酸・ＥＰＡも同じ）やＤＨＡ（ドコサヘキサエン酸）などの栄養素がすべて溶け込んでいるのです。ＩＰＡ、ＤＨＡは空気にふれて酸化するので、干してつくる干物と比べても缶詰のほうに軍配が上がります。生魚《なまざかな》は、流通を経て消費者の手元に届き、その後冷蔵庫に入れっぱなしになることもありますから、買って時間が経《た》った生魚より缶詰のほうがよほど新鮮ということもあるのです。

一番のポイントは、汁ごと一滴残さず使い切ることです。そのためには、汁をだしとして生かして、汁物や炒め煮にするのがよいでしょう。味もしっかりめについているので、あえて味つけする必要はありません。ただ、缶詰特有の香りが気になる方は、調味料や香味野菜をうまく使って調理すれば、気にならなくなります。本書ではきちんとした味つけを紹介しますが、省いていただいてもかまいません。

シニア世代にとっては魚と青菜の組み合わせは最強メニューですから、魚缶を利用して、青菜を召し上がるとよいと思います。その他の缶詰について、私がやってみて一番おいしいと感じた方法や、使い方のポイントをあげておきます。

・**味が濃いもの**　かば焼き缶など
↓　調味料がわりに和え物に。または卵でとじてマイルドに
・**香りが強いもの**　焼き鳥缶、かば焼き缶など、
↓　長ねぎやしょうが、ゆず胡椒、粉山椒などと合わせる
・**高級缶**　ほたて貝柱缶、かに缶、あさり缶など
↓　針しょうが、三つ葉とともに温かいご飯に混ぜて炊き込みご飯風

さけ缶の冷や汁（2食分）

① みそ・すりごま各大さじ1に水だし（P106左上）1カップを加えて混ぜ、さけ缶を汁ごと入れる
② 豆腐、きゅうり、みょうが、しそを加える
③ 椀に盛り、温かいご飯と食べる

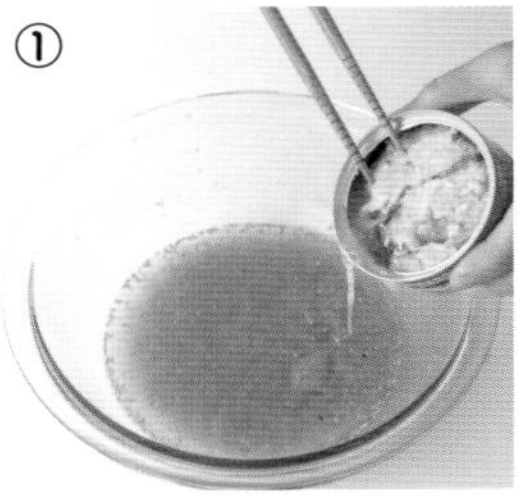

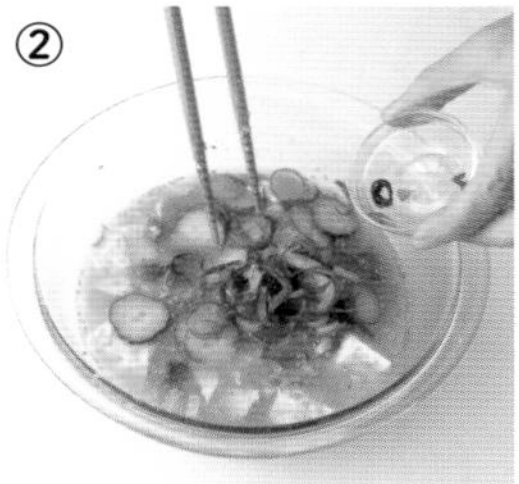

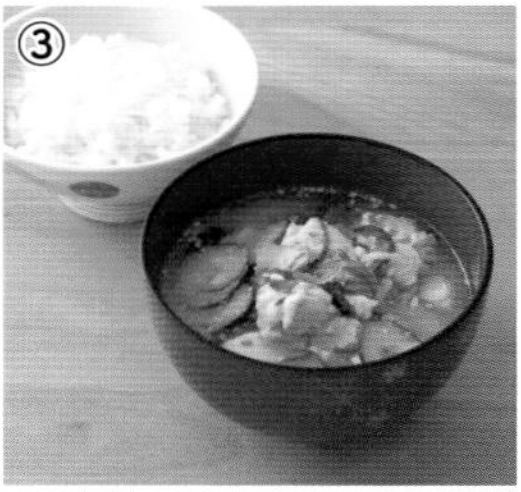

アレンジアイデア

- 汁物として食べる
- 温かいご飯にかける
- うどんやそば、そうめんなどのつけ汁にする

さば缶の小松菜炒め（2食分）

① にんにくペースト、しょうがペースト、薄切り玉ねぎ½個分、冷凍小松菜100gを炒める
② さば缶、しょうゆ・砂糖各大さじ½を加えて煮る
③ 汁ごと盛りつける

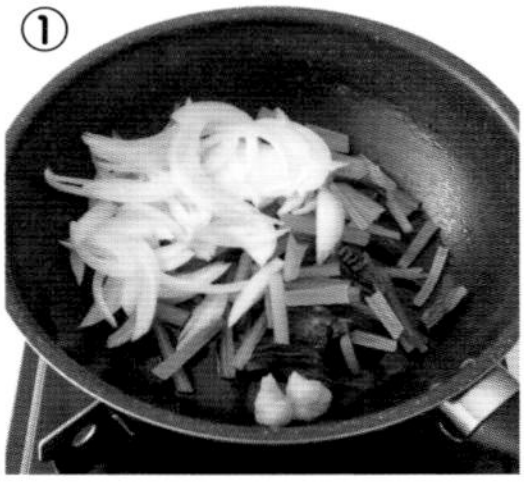

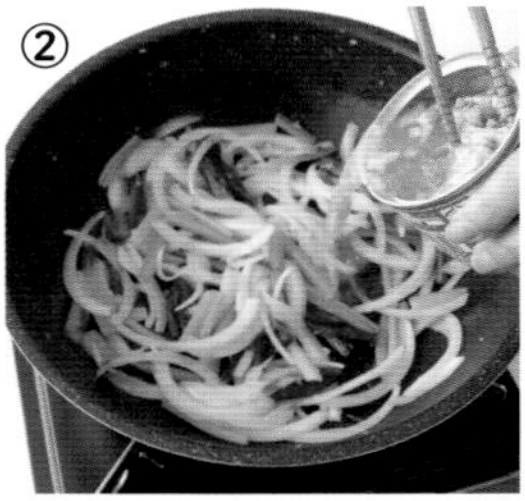

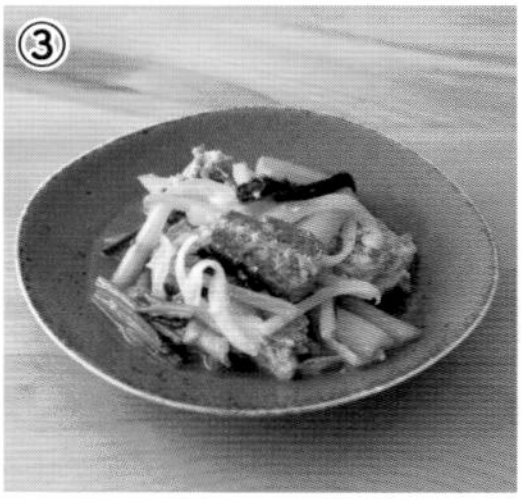

アレンジアイデア

青梗菜など他の青菜でも、また、さけ缶、いわし缶、ツナ缶などでも同じようにできる

ランチョンミート缶のピカタ（1食分）

① 厚さ1㎝に三枚切り、小麦粉を両面にふる
② 刻んだパセリを加えた溶き卵にくぐらせて焼く
③ 盛りつけて、好みの野菜を添える

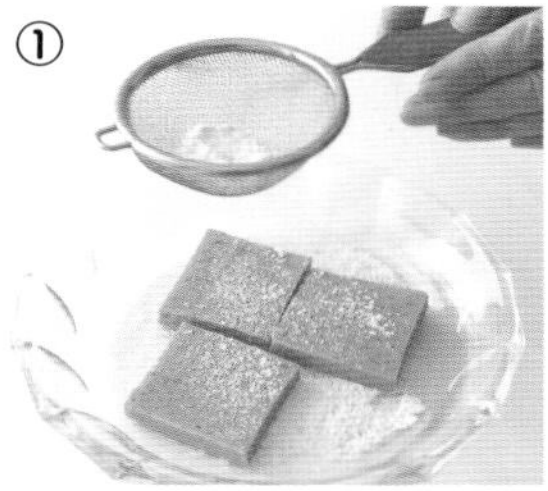

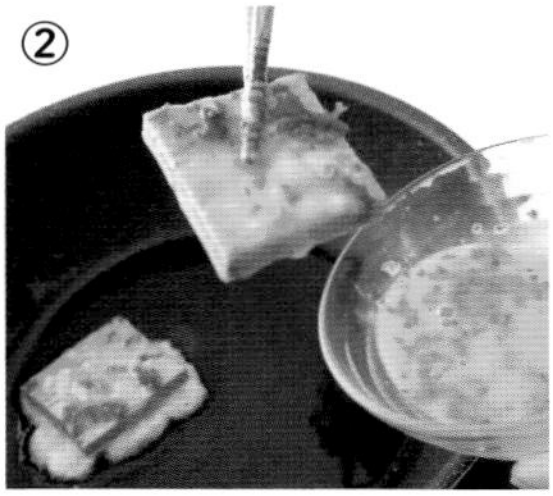

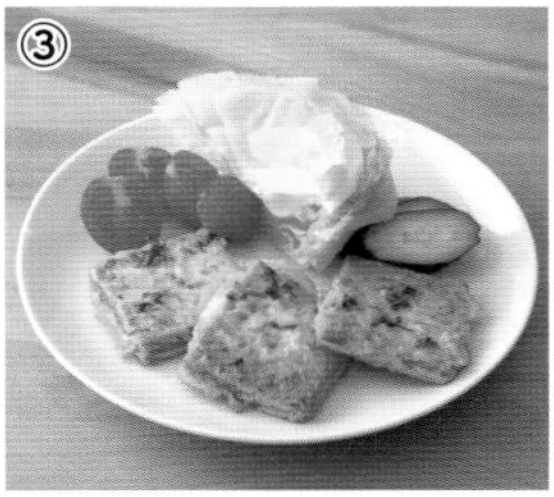

アレンジアイデア

コンビーフ缶、スパム缶でもできる。このままパンに挟んでサンドイッチにしてもよい

さんまのかば焼き缶の柳川風（2食分）

① 鍋で水だし（P106左上）¼カップ（50㎖）、酒大さじ1、砂糖・しょうゆ各大さじ½を煮立て、冷凍小松菜100gを煮て、かば焼き缶を汁ごと入れる
② 溶き卵（2個分）でとじる
③ 盛りつけて、粉山椒をふる

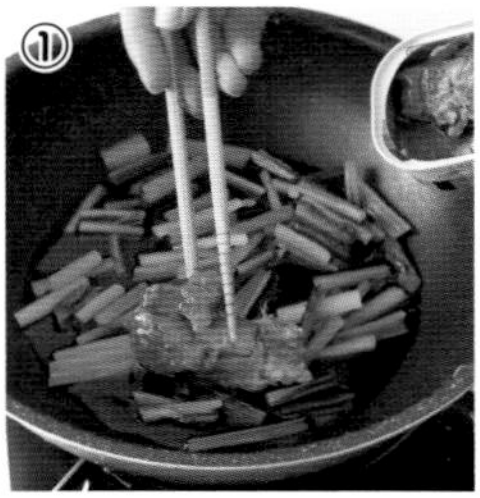

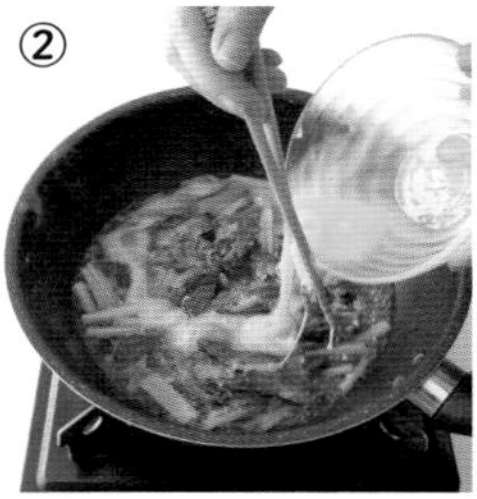

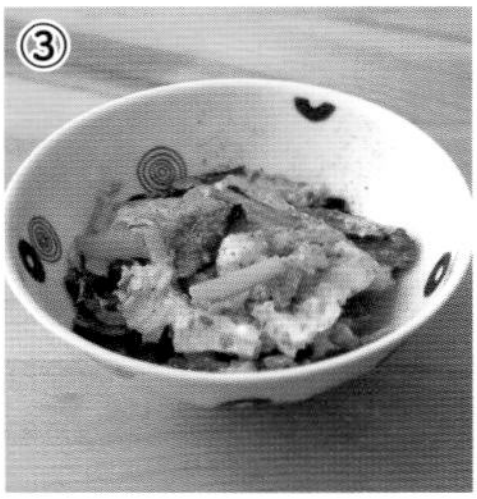

アレンジアイデア

小松菜をごぼうのささがきにするとより本格的。仕上げに粉山椒をふると缶詰特有の香りがやわらぐ

乾物料理

定番素材で新しい味

乾物料理と言われて、何を思い浮かべますか？　おそらく多くの方が、切干し大根とひじきの煮物を想像されたのではないかと思います。切干し大根はにんじんや油揚げと煮た、いわゆる「切干し大根の煮物」。ひじきは、にんじんや豆、油揚げと煮た、いわゆる「ひじきの煮物」なのではないでしょうか。鍋いっぱい定番料理をつくって、ずっと食べ続ける……そんなつらいことはもう卒業しましょう！　というのがこの本のテーマの一つでもあります。

切干し大根は、水で戻して煮るのが定番ですが、私の定番は二つあり、どちらも煮ません。一つはトマトジュースで戻す形。もう一つは、白だしを加えたすし酢で戻す形です。

どちらもざっと下洗いして、しっかり水けを絞ってから容器に入れ、冷蔵庫の中で戻して、翌日以降何かと和えて食べます。煮ていないので、食感もコリコリとして歯ごたえがあり、副菜として常備菜にすると、献立全体のアクセントになります。

戻した状態の冷蔵保存で一週間ほど日もちしますが、毎日少しずつ違うものと和えれば、飽きずに食べ切ることができます。和え衣は家にあるもの（Ｐ97）で、献立に合わせて和風、洋風、中華風など、いろいろ試せば無限に広がります。

トマトジュースで戻した場合（Ｐ114右）、ツナ缶を汁ごと混ぜると、ちょうどよい箸休めが一品できます。好みで、きゅうりや玉ねぎを細切りにして加えてもよいでしょう。カレー粉をふると、香りも味わいも変わって新鮮です。

すし酢で戻した場合（Ｐ114左）、高級につくるときは、ほたて缶がおすすめ。また、切りいかや昆布など旨みのあるもので和えると、よりおいしくなります。黒ごまペーストで和えれば、真っ黒な切干し大根になります。

ひじきも、最後までつくり込まず、めんつゆでさっと煮たシンプルな味つけで終わりにしておくと、冷蔵保存で一週間、毎日違った味を楽しめます。クリームチーズ和え、ねぎ油和え、白和え風と、三つの方法をご紹介していますが（Ｐ115）、ピリッとした味が好きな方は、チリソース和えもおすすめです。

さまざまなアレンジをやってみると、定番の煮物に戻りたくなることもあるかもしれません。アレンジを知ると、定番もこれまでよりおいしく感じるでしょう。

乾物料理

切干し大根（4食分）

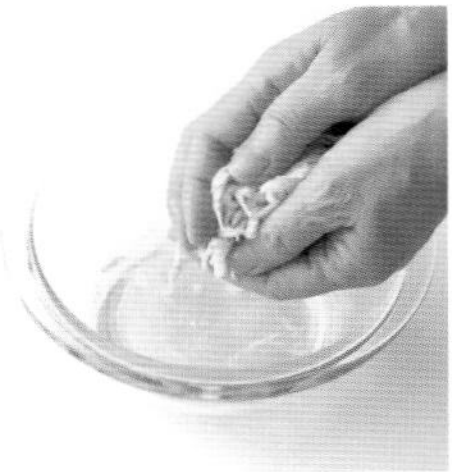

切干し大根40gを洗って水気を絞る

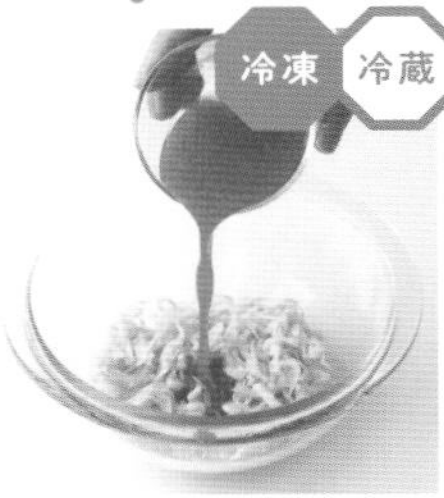

冷凍　冷蔵

20gはトマトジュース大さじ4で戻す（このまま冷蔵保存または冷凍保存袋に入れ冷凍保存）

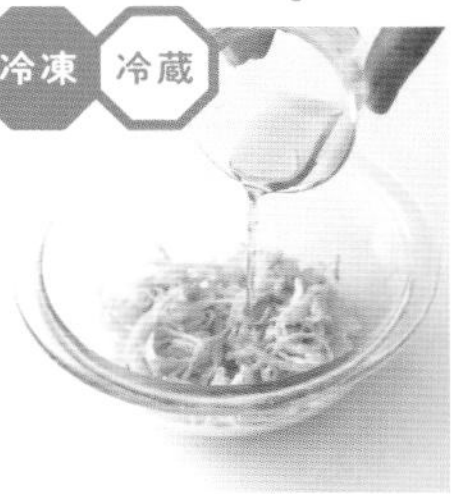

冷凍　冷蔵

20gはすし酢大さじ1、白だし・砂糖・みりん各大さじ½で戻す（冷蔵保存または冷凍保存）

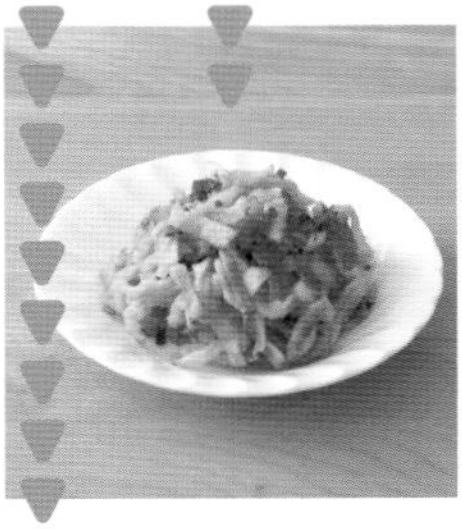

ベーコン和え
炒めたベーコンと刻んだパセリで和える

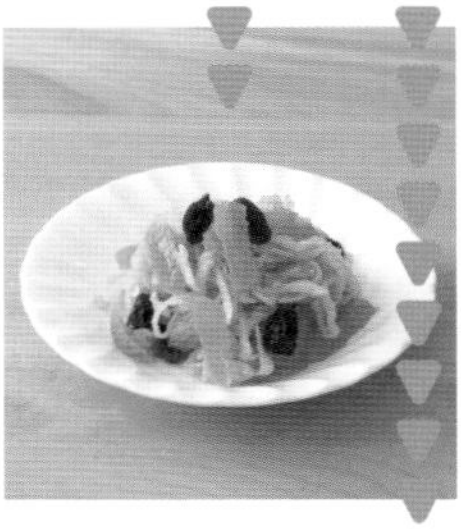

フルーツ和え
レーズン、刻んだ干しあんずで和える

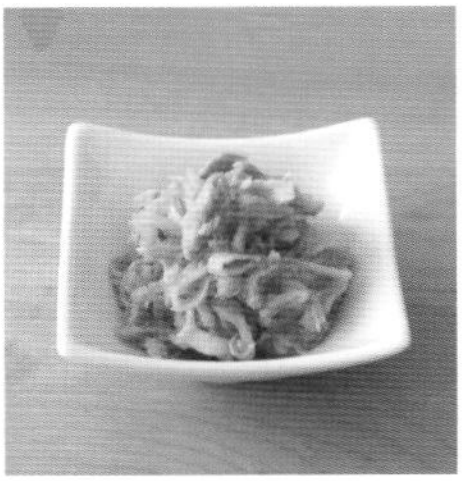

ツナ和え
ツナ缶で和えて、カレー粉をふる

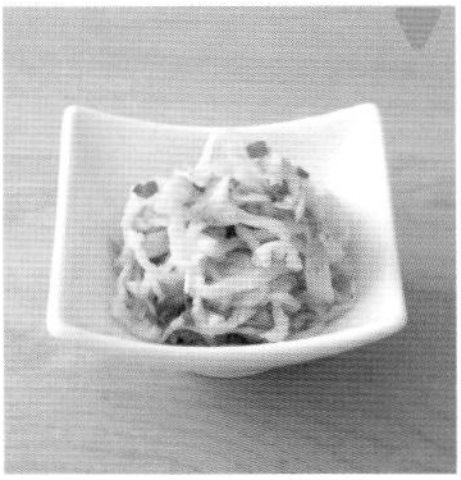

かにかま和え
裂いたかにかま、万能ねぎで和える

冷凍 …冷凍保存できるもの　冷蔵 …冷蔵保存できるもの

ひじき（4食分）

ひじき40gを水で戻す

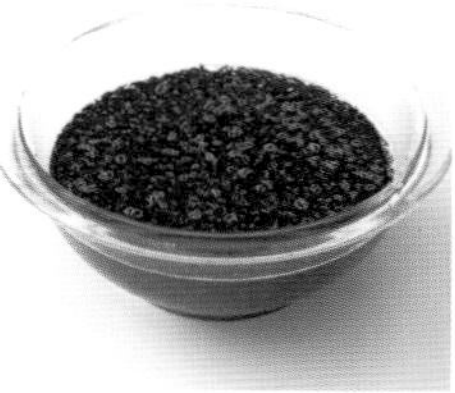

だし1カップ、酒大さじ3、めんつゆ大さじ1を加えて煮る（このまま冷蔵保存または冷凍保存袋に入れ冷凍保存）

冷凍　冷蔵

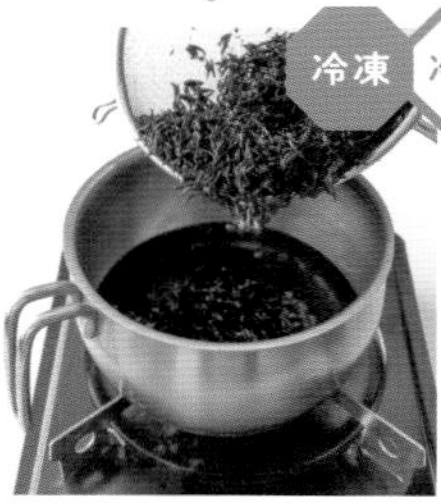

アレンジアイデア

- ご飯に混ぜてひじきご飯
- 卵に混ぜてひじきオムレツ

クリームチーズ和え

クリームチーズ、くるみで和えて、万能ねぎを散らす

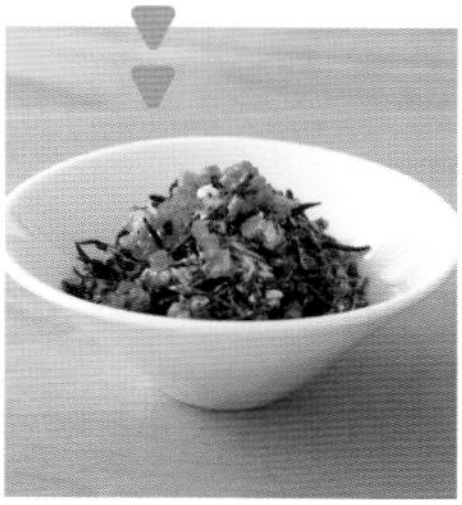

ねぎ油和え

きゅうり、ハム、ねぎ油で和える

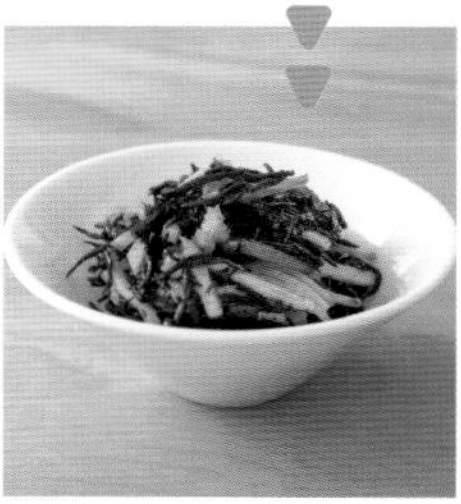

白和え風

絹ごし豆腐、すりごま（白）、白だしで和える

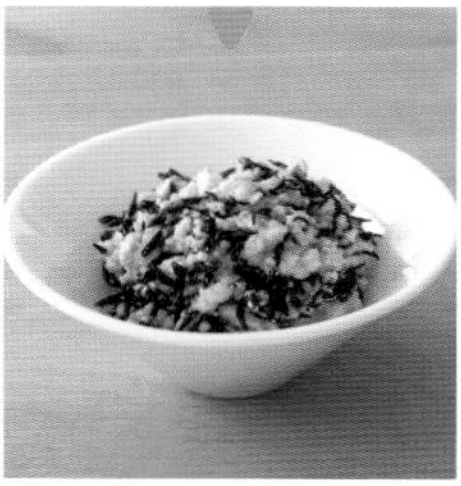

使い回し料理①

変幻自在な素材料理

豚汁《とんじる》やシチューは、大量制作＋長期消費＝つらい料理という公式に陥りやすい代表料理です。卒業するためのコツは、「つくり込まないつくり置き」で、手間がかかる部分だけ先に「手間貯金」をしておいて、全部仕上げず途中でやめておくことです。「和風野菜汁」と、「洋風野菜スープ」をご紹介していますが（P１１８～１１９）、基本は次の三点です。

- にんじんやごぼうなど火が通るのに時間のかかる根菜は先に煮ておく
- シンプルな味つけにして、後から味変《あじへん》できるようにしておく
- すぐ煮える野菜とたんぱく質は後から足す

豚汁をつくるとなると、材料をたくさん用意して、たくさん切って……その手間を想像すると「大変だなあ」と感じるかもしれません。でも、「三つだけ切って、

後は鍋にかけておくだけ」と思ったら、できそうな気がしませんか？ そこまでやっておけば、後が楽です。鍋ごと保存して温めなおしてもいいですし、私は小分けにして冷蔵保存か冷凍保存をおすすめします。ただし、じゃが芋は冷凍するとすが入りやすくなるので、冷蔵保存がよいでしょう。

汁物の場合、たんぱく質は何を入れるかが味の決め手になります。和風野菜汁（P118）に豚肉を入れた場合、こくのある「豚汁」になりますが、さけ缶を汁ごと入れて酒粕《さけかす》を加えると、風味のいい「粕汁《かすじる》」になり、まったく異なる料理ができあがります。また、油揚げと冷凍うどんを足して「けんちんうどん」にすれば、お昼ごはんにもぴったりです。

洋風野菜スープ（P119）も同じで、鶏胸肉とホワイトソース缶を加えれば、クリームシチューになりますし、豚肉を入れてカレールウを溶けばカレーに、ソーセージを入れてトマトジュースを足せば、トマトスープができあがります。とても寒くて買い物がつらい日や、体調のすぐれない日などは、汁ごとミキサーにかけて牛乳を足すと、体にやさしいポタージュもすぐにつくることができます。

「手間貯金」をしておけば、その日の気分で食べたいものがすぐに食べられます。

使い回し料理

和風野菜汁（つくりやすい分量）

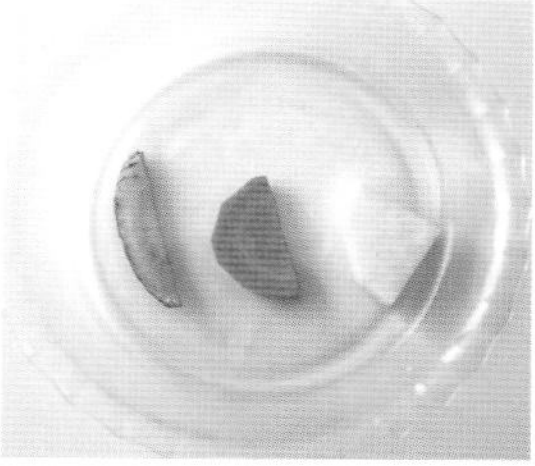

ごぼうは斜め切り、にんじんは半月切り、大根はいちょう切り、にする

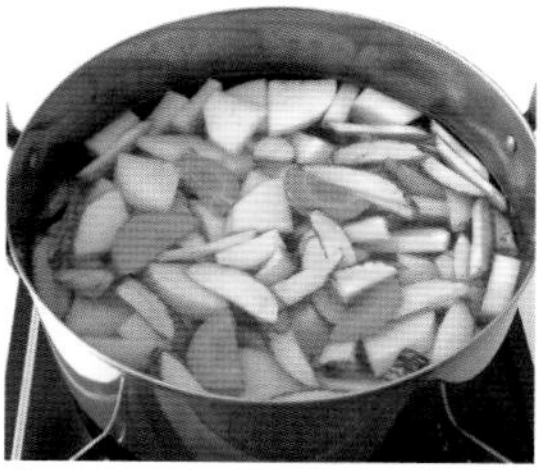

だし汁5カップを加えてやわらかくなるまで煮る

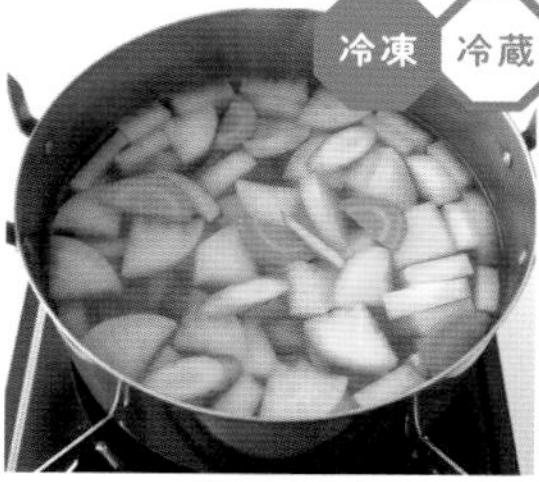

冷凍 冷蔵

みりん・しょうゆ各大さじ2、塩小さじ1を加えひと煮立ちさせる。このまま冷蔵保存または冷凍保存袋に入れ冷凍保存

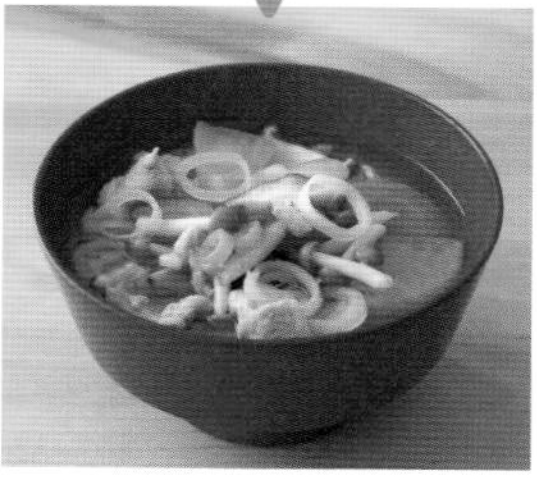

豚汁

しいたけ、しめじ、豚こま肉を加えて煮て、みそを溶き、盛りつけ、ねぎを散らす

和風野菜汁の素材

ごぼう…１本（160ｇ）
にんじん…１本（160ｇ）
大根…½本（400ｇ）

アレンジアイデア

粕汁

さけ缶を加え、みそと酒粕を溶き入れ、盛りつけて、ねぎを散らす

けんちんうどん

油揚げ、冷凍うどんを加えて煮て、めんつゆで調味する。盛りつけて、ねぎを散らし、好みで七味唐辛子をふる

・ねぎは小口切り、きのこは数種まとめて冷凍しておくと少量使いたいときに便利

冷凍 …冷凍保存できるもの　冷蔵 …冷蔵保存できるもの

洋風野菜スープ（つくりやすい分量）

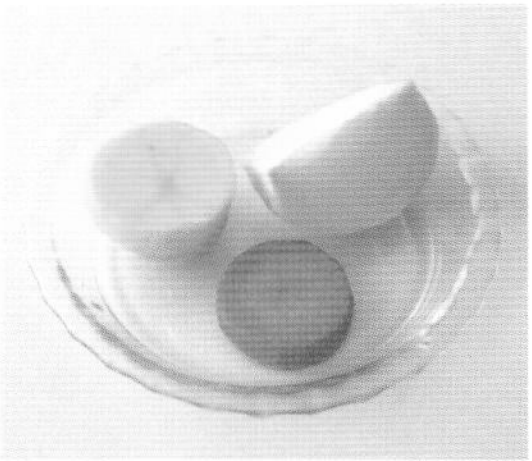

じゃが芋は2～4つ割り、にんじんは輪切り、玉ねぎは4つ割りにする

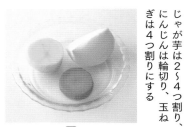

▼

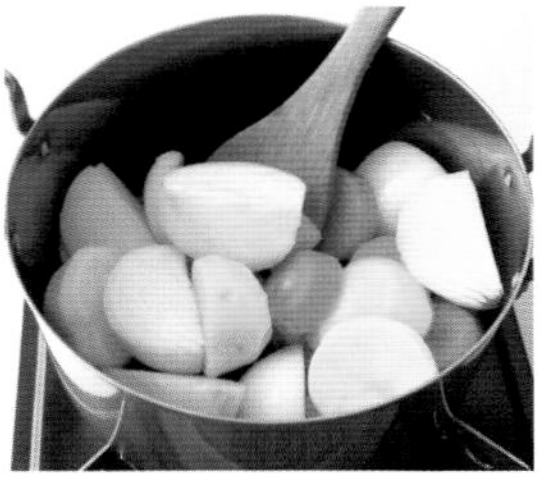

オリーブ油大さじ1で炒める

▼

冷凍 冷蔵

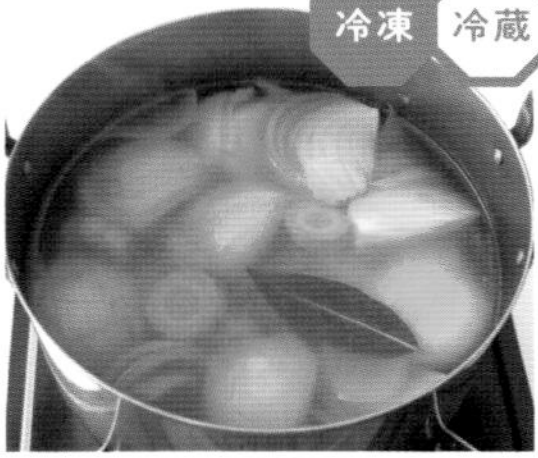

ローリエ1枚、固形スープの素2個を加えて煮る。このまま冷蔵保存または冷凍保存袋に入れ冷凍保存

▼▼▼

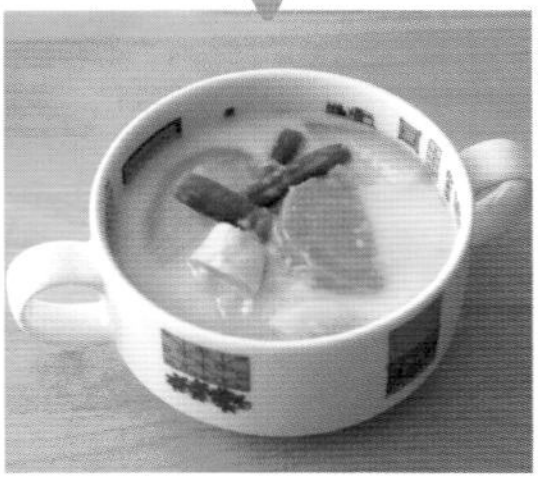

クリームシチュー

炒めた鶏胸肉と、ホワイトソース缶、を加えて煮る。盛りつけてゆでたさやいんげんを飾る

洋風野菜スープの素材

じゃが芋…２個（240ｇ）
にんじん…２本（320ｇ）
玉ねぎ…２個（360ｇ）

アレンジアイデア

ポークカレー

にんにくペーストで炒めた豚こま肉を加えて煮て、カレールウを加えて溶かす

トマトスープ

ソーセージ、トマトジュースを加えて煮て、塩・こしょうで調味し、ピザ用チーズを加えて火を止める

- さやいんげんはさっとゆでて冷凍しておくと彩りを添えたいときに便利
- ホワイトソース缶のかわりに牛乳とクリームチーズを使ってもよい

使い回し料理②

時間がつくるエコ料理

年を重ねてくると、日が暮れてから夕飯をつくるのは、億劫《おっくう》に感じるようになります。私はいつも、朝ごはんを食べ終わると、昼食と夕食に何を食べるか、決めておきます。そうすると、私のかわりに時間が料理を仕上げてくれることがあります。

例えば、夏の暑い日は、あまり火を使いたくありませんし、できたら体が涼しくなるような冷たい料理が食べたくなります。そんなときは、「冷やしおでん」(P122)がおすすめ。夏野菜など冷蔵庫にある野菜を切って、だしがわりになるものと、たんぱく質を追加するとおいしくなります。だしがわりなら、グルタミン酸が豊富なトマトや昆布、たんぱく質なら、おでんの定番のさつま揚げなどを追加して、そのまま電子レンジにかけます。火が通れば、粗熱がとれるのを待って冷蔵庫に入れておけば、夕食までには冷たい「冷やしおでん」ができあがります。

食べるときは、食べる分とり出して、ゆで卵など好みの素材を足して盛りつけます。そのまま冷蔵保存して、何度かに分けて食べることもできます。

一方で、冬の寒い日は体が温かいものを欲します。西洋おでんと言われるポトフは体が温まる冬の代表料理。材料を切って、大方火《おおかた》を通したら、鍋ごとひざ掛けで包んで温かい部屋に二～三時間置いておけば、時間が料理を仕上げてくれます。古新聞でくるんでからひざ掛けで包むと、保温効果が高まります。

ポトフ（P123）も、おでんと同じで、一気につくって少しずつ食べられます。それぞれの素材を大きいまま煮込むので、使い道もいろいろあります。鶏胸肉はゆで鶏をつくったのと同じことなので、好みのソースで食べてもいいですし、割いてからしマヨネーズで和えればサンドイッチの具になります。豚肉でつくればゆで豚ができるので、みりんじょうゆで煮て角煮にしたり、ピカタ（P111上）にしたりもできます。じゃが芋とにんじんからポテトサラダもできますし、煮崩れたら最後は全部ミキサーにかけて、牛乳を加えてポタージュにしてもいいでしょう。

年を重ねてくると、やわらかく煮込んだものが食べやすくなります。大鍋で煮込んだおでんやポトフは噛みやすくて、消化がよいものの、飽きるという欠点がありましたが、こうしてシンプルにつくっておけば、使い回していろいろな味にできるので飽きずに食べられます。

夏の冷やしおでん（2食分）

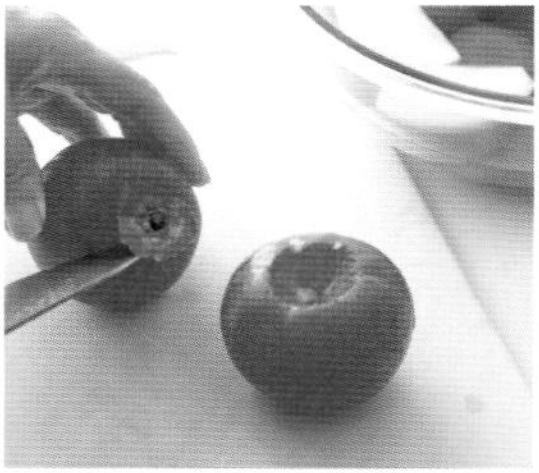

玉ねぎは4つ割り、にんじんは厚さ1㎝の輪切り、トマトはへたを除く

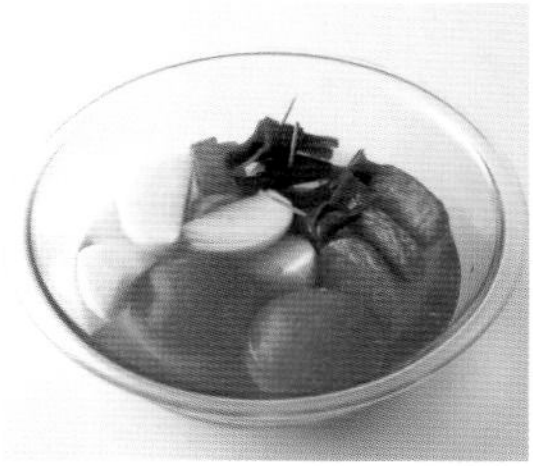

昆布、さつま揚げ、水だし（P106左上）2カップ、酒・みりん各大さじ1、塩小さじ¼、を加える

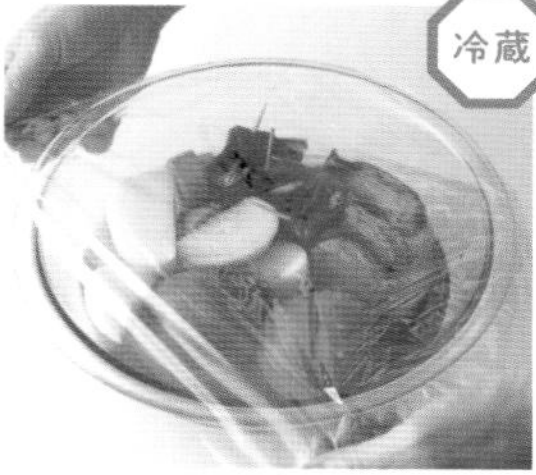

冷蔵

ふわっとラップして電子レンジに10分かけた後、冷蔵庫で冷やす。このまま冷蔵保存

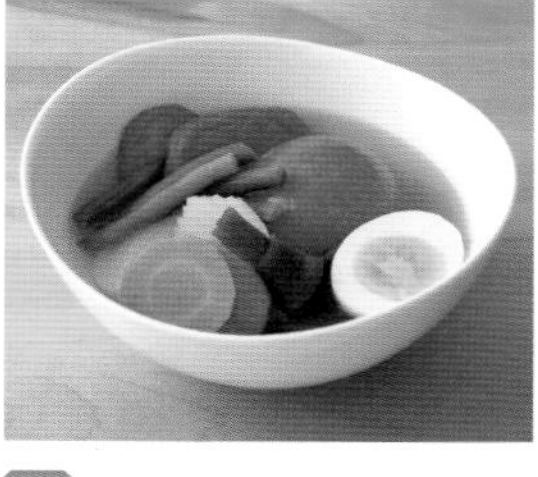

盛りつけて、ゆでたさやいんげん、ゆで卵、好みでゆず胡椒を添える

夏の冷やしおでんの素材

玉ねぎ…小1個（100g）
にんじん…小½本（60g）
トマト…2個
だし昆布…長さ10㎝2本（水2カップで戻して縦に裂き結んでおく）
さつま揚げ…2～3枚
さやいんげん…6～8本
ゆで卵…1個

アレンジアイデア

まとめてつくって、少しずつ食べる場合副菜、一気に食べる場合は、主菜＋副菜となる

かぼちゃ、オクラ、ズッキーニなど夏が旬の野菜がよいが、かぶ、キャベツ、スナップえんどうなど、冷蔵庫に残った素材でもできる

冷凍 …冷凍保存できるもの　冷蔵 …冷蔵保存できるもの

冬のひざ掛けポトフ（2食分）

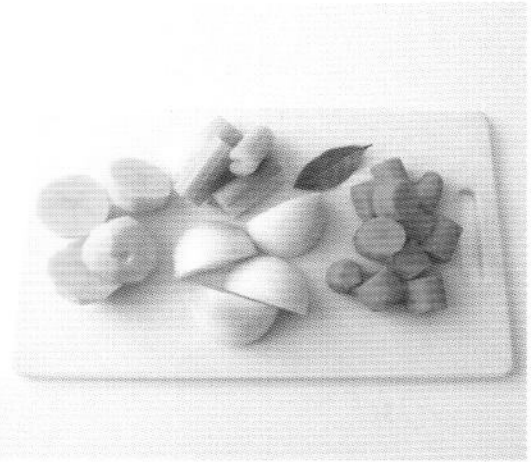

じゃが芋、セロリ、玉ねぎ、にんじんはざっくりと切る

▼

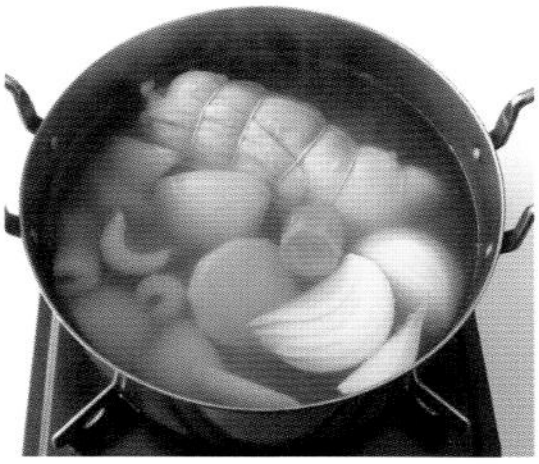

鍋に素材をすべて入れ、固形スープ2個、酒¼カップ、ローリエ1枚、水5カップを加えて10分煮る

▼

冷凍　冷蔵

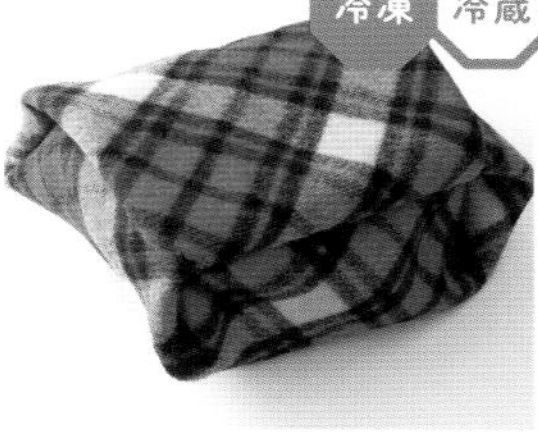

古新聞で鍋ごと包んだ後、ひざ掛けで包み、2～3時間おく。冷蔵保存、または小分けにして冷凍保存袋に入れ冷凍保存

▼▼▼

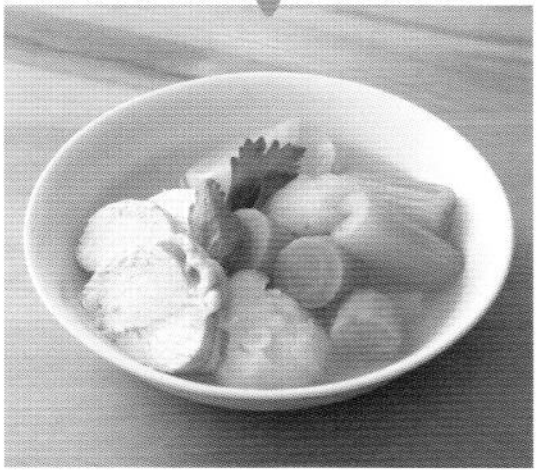

盛りつけて、セロリの葉を添える

冬のひざ掛けポトフの素材

じゃが芋…2個（240g）
セロリ…1本（70g）
玉ねぎ…1個（180g）
にんじん…1本（160g）
鶏胸肉…1枚（250g）
（たこ糸で巻いておく）

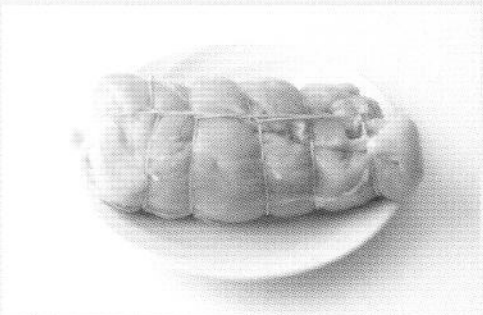

アレンジアイデア

- カレー
- シチュー
- フードカッターにかけてポタージュ

素材を個別にとり出して、別の料理にしてもよい

鶏胸肉
- 裂いてサンドイッチ
- ねぎ油（P103上）で和える

じゃが芋
- ポテトサラダ
- マッシュポテト

一人分のごちそう

いつもの素材で高級感

シニア世代にとってうれしいお魚のごちそうの一つが「昆布締め」でしょう。でも、一人暮らしや二人暮らしだと、買っても食べ切れませんし、何よりとても高価。まして、自分でつくるとなると、なかなかお魚一匹購入して、つくる気にはなりません。でも「昆布締め風」なら、スーパーで買うお刺身で簡単にできます。

とろろ昆布をお刺身で巻いて、しそとすだちを添えるだけ。淡泊な味のお刺身も、うまみでおいしくなります。お刺身はついしょうゆをたくさんつけがちですが、これならしょうゆいらず。とろろ昆布の塩分と、すだちの酸味だけでおいしく食べられるので、減塩になり、シニア世代にはぴったりです。

お刺身も、一品盛りより盛り合わせがお買い得です。一人だと数が多い盛り合わせはなかなか買えませんが、一回で食べ切れなくても大丈夫。食べ切れない分は冷凍しておいて、解凍後、昆布締め風にすれば、違った味が楽しめます。

この方法は主に、締めさばやたいなどの白身魚、ほたて、サーモンなどに向きます。お刺身盛り合わせにまぐろがあった場合は、別の食べ方がよいでしょう。例えば、長芋をすりおろして山かけにすれば、お刺身とは違った味でおいしく食べられます。長芋はすりおろして冷凍保存袋に薄く広げて保存しておけば、使う分だけパキンと割ってとり出せるので、何かと重宝します。

シニア世代にとってうれしいお肉のごちそうも紹介します。重ねて冷凍した薄切り肉があれば、重ねたまま解凍して、フライパンで焼くと「ミルフィーユステーキ」ができあがります。「ミルフィーユステーキ」のよいところは、箸でも切れるやわらかさです。歯にやさしく、良質のたんぱく質がとれる一品です。これも、薄切り肉や切り落とし肉などが安いときに買ってきて、重ねて冷凍しておいて、食べたいときにとり出して焼くだけなので、あっという間にできて、手間がかかりません。

冷蔵庫に眠っている焼肉のたれがあればかけて、シンプルに調理した好みの野菜をつけ合わせてもいいですし、下ごしらえをして冷凍しておいた野菜を解凍してつけ合わせてもいいでしょう。にんじんソース（Ｐ１０７）をかけるだけでも、一緒に野菜がとれます。

刺身の昆布締め風（1食分）

お刺身の盛り合わせを買ったら、半分は普通に食べて、残りをアレンジ

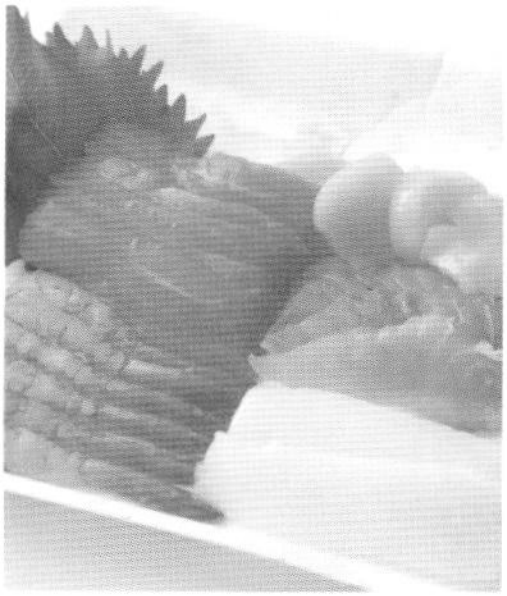

▼

とろろ昆布を刺身で巻く

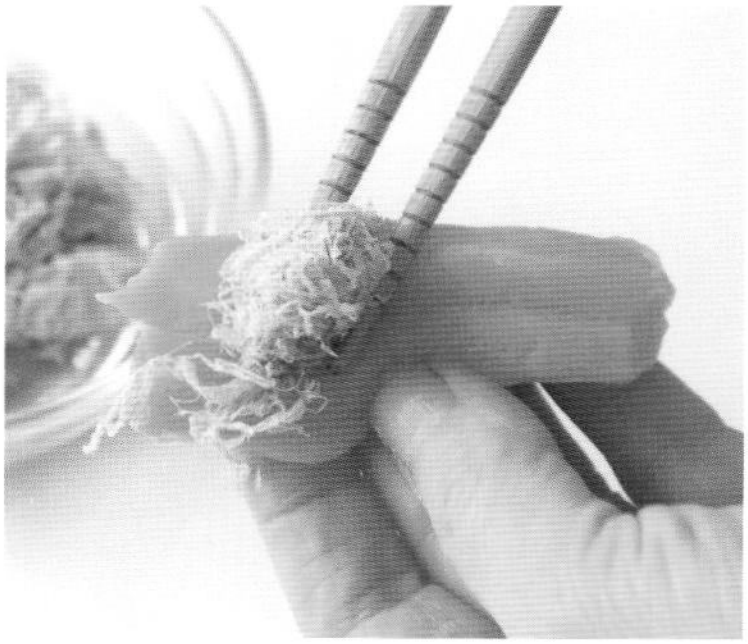

▼

しそを敷いて、刺身を盛り、すだちを添える

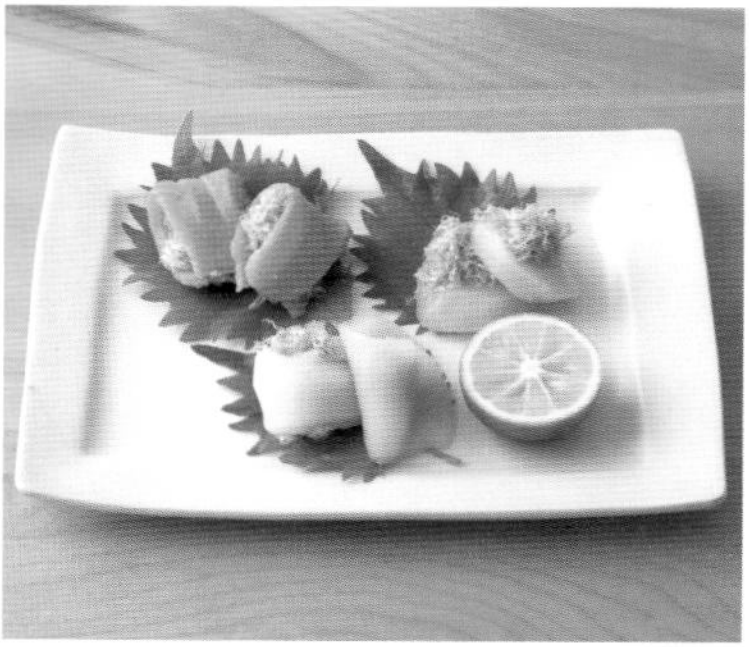

刺身にありがちな塩分のとりすぎがない

とろろ昆布のうまみで、しっかり味を感じるので、しょうゆいらず。塩分控え目においしく刺身が食べられる

アレンジアイデア

締めさばや、たい、白身魚全般でできる

洋風

にんじんソース（P107）をかけてカルパッチョ風

その他

ねぎ油（P103上）をかけて中華風

ミルフィーユステーキ（1食分）

重ねて冷凍した薄切り肉（P22上）を解凍し、にんにくペーストを塗る

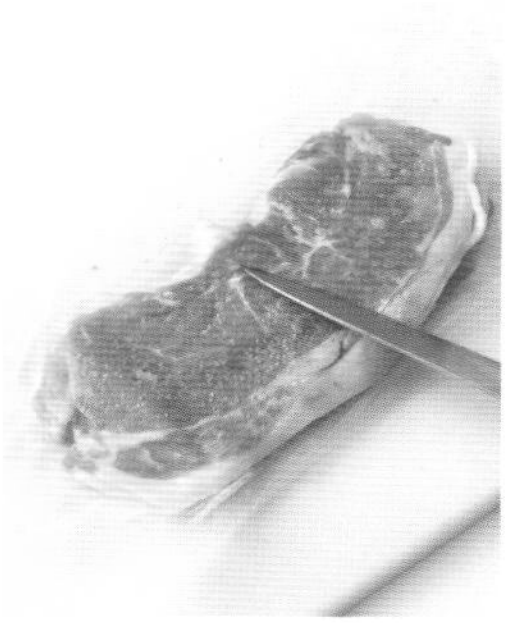

▼

フライパンに油を引いて、両面を焼く

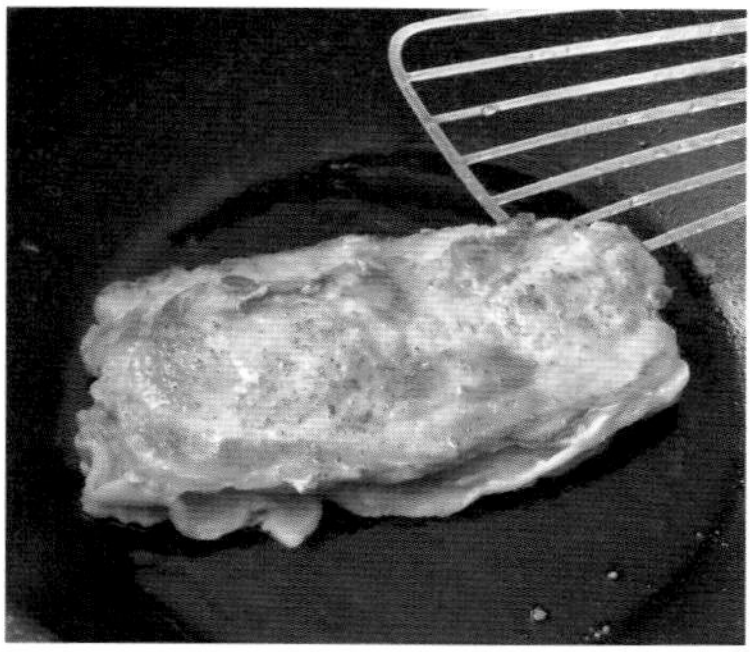

▼

好みの野菜を添えて、にんじんソース（P107）をかける

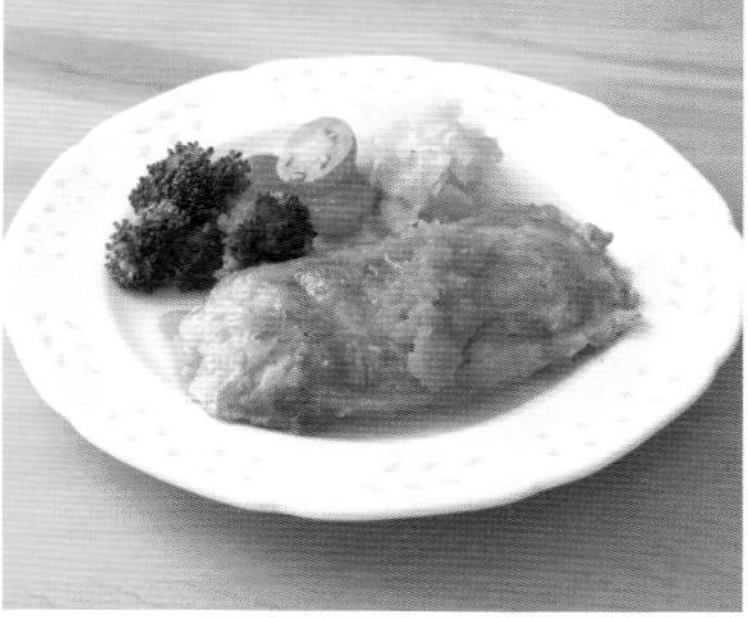

ステーキにありがちな噛み切れなさがない

薄切り肉を重ねただけなので、箸でも切れるやわらかさ

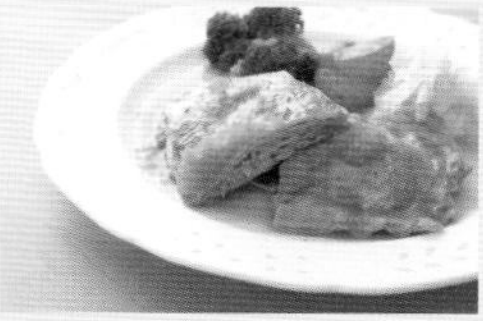

アレンジアイデア

豚薄切り肉の他、牛薄切り肉、合いびき肉でもできる

豚薄切り肉
パン粉、粉チーズ、パセリ（みじん切り）をつけてトースターで焼いてカツレツ風

牛薄切り肉
大根おろし、万能ねぎ（小口切り）、ぽん酢しょうゆをかけて和風ステーキ

合いびき肉
焼肉のたれとケチャップを混ぜてかけて、ハンバーグ風

レシピなしで料理する

料理がうまくなるコツは「毎日料理を続けること」です。「やってみること」が一番大事。もう一つ料理がうまくなるコツをあげるとしたら、「レシピにたよらないこと」かなと思います。

レシピはいわば化学式です。個人の味覚に差があるように、本来はおいしく感じる化学式は一人一人違うのではないかと思っています。やってみて自分の答えを見つけることが、上達の一番の近道でしょう。

ただ、栄養のこと、使うべき基本調味料は習わなければ分かりません。栄養は折にふれご紹介していますので、ここでは市販の基本調味料について、メモしておきます。味つけに迷ったら参考にしてください。

和風：しょうゆ、みりん、酒、昆布、白だし、酢、みそ
洋風：固形スープの素、ワイン、オリーブ油、バター、ケチャップ、マヨネーズ、ソース
中華風：鶏がらスープの素、かき油、ごま油、チリソース

第六章 シニア世代のキッチン

——食と関わると楽しくなる

理想のキッチン

六十代半ばに家をリフォームして、暮らしをコンパクトにしました。家を整理することは、気持ちを整理することにも似ていて、自分にとって一番大事なものは何だろう？　と考えるきっかけになりました。長年「食」を仕事にしてきた私にとって、一番大事なものは、やはり「食」。そこで、「食」を中心に家を整えようと決め、キッチンを家の真ん中に据《す》えることにしました。玄関からキッチンが丸見えなので、業者さんからは、

「本当にこれでいいんですね？」

と何度も聞かれましたが、まったく迷いはありませんでした。

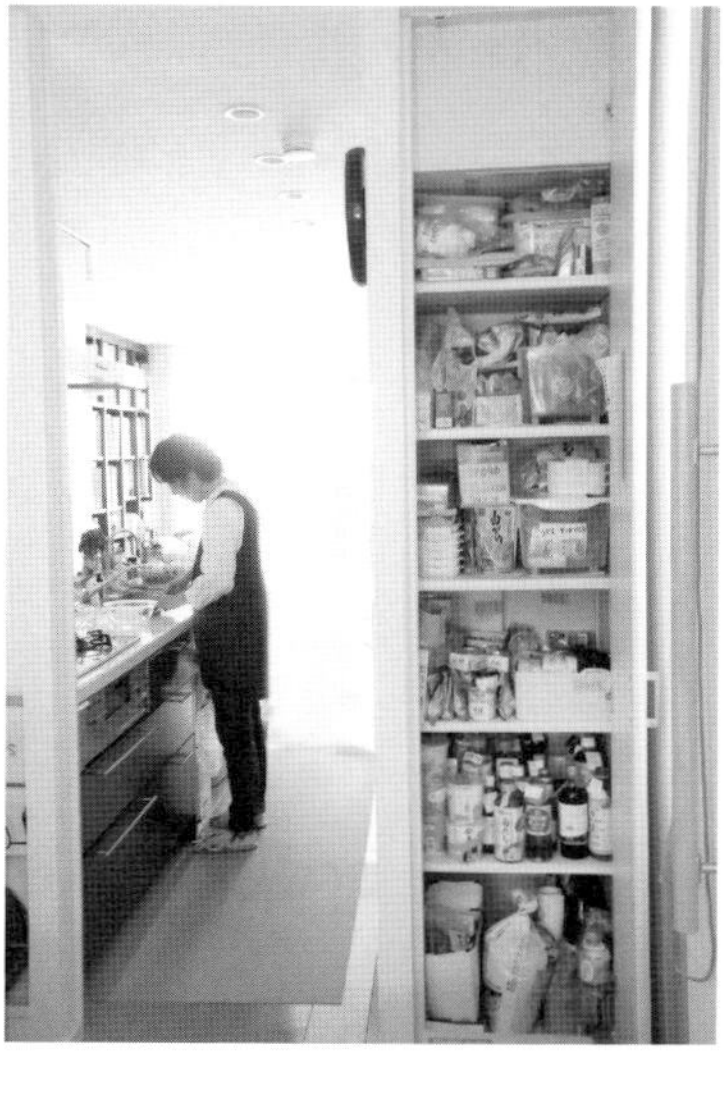

キッチンを暮らしの真ん中に据えた、快適な暮らし

実際にこの家に暮らしてみて十年、いつも暮らしがキッチンを中心に回っていて、とても住み心地がよく、私の選択は正しかったと実感しています。

作業台の横にシンク、後ろに食器棚と冷蔵庫。料理をしながら、ふり返ると食材や食器がとれて、とても機能的です。少し離れた棚には、乾物など、常備している食品や、調味料、缶詰、防災用品などを段ごとにわけて収納しています。スペースを決めて、そこに入るものだけ置くようにして、棚の中は、新しく買ったものを奥に入れて、古いものが手前にくるようにしています。

何しろ家はコンパクトが一番。玄関から家全体が見渡せるので、出かけるときに戸締りも確認できますし、キッチンもよく見えるので、コンセントや火元も全部確認できます。コンパクトだと掃除も楽。埃がたまれば見えますし、見えると気になるので、こまめに掃除できます。これからさらに年を重ねていく中で、お掃除や洗濯など誰かをたよらなければならないことも出てくるでしょう。そんなとき、全体が見渡せれば、無用のトラブルも避けられて、安心して人にたのめます。最近、自分の年齢の変化とともに、さらにコンパクトにしていきたいなと感じています。特にキッチンは定期的にチェックして、物を減らしていくのが理想です。

鍋は三つ、包丁は一本あればいい

一度増えた物を減らすというのはなかなか難しいことです。道具を必要かそうでないか見極めるためのシニア世代の鉄則は、次の二つです。

- **専用の道具は不要**
- **重いものは不要**

若いうちは、圧力鍋も便利に使えますし、無水調理のおしゃれな鍋もキッチンに飾っておくだけで華がありますが、シニア世代になったら、運ぶだけでも大変。これまでいろいろな鍋を使ってきたので、よくできたいい鍋が世の中にたくさんあるのは知っていますが、シニア世代にとっては、小ぶりで使い勝手のいい軽い鍋が一番。大きめ（深め）一つ、小さ

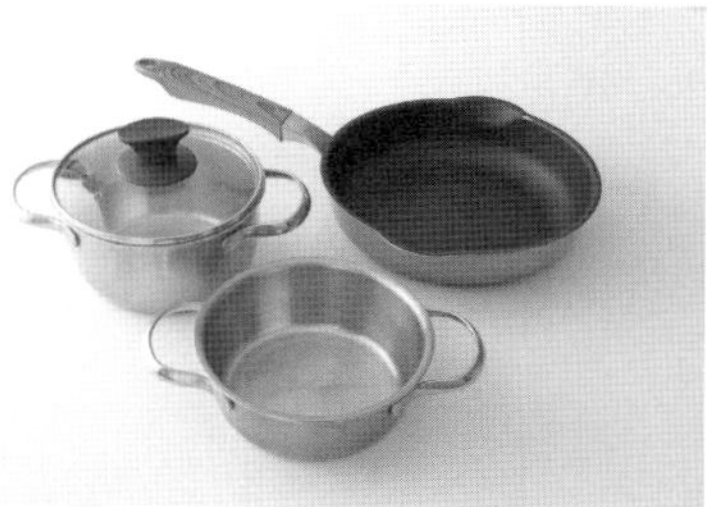

鍋二つとフライパン

め（浅め）一つ、フライパン、この三つがあれば充分です。ふたはできれば中が見えるもの。サイズが合えば一つあれば二つの鍋に併用《へいよう》できます。

いいものほど重いのがまな板。私が使っている柳のまな板は、包丁で切るときにとてもいい音がして、野菜を切るのが楽しくなるので、重くても大事に使っています。ただ、毎回これを持ち上げて洗うのは大変なので、100円ショップで買えるカッティングボードも併用しています。軽くて、切ったものを鍋まで運ぶのにも便利。二〜三枚あれば、一回一回洗わずに使えます。

包丁も、小ぶりのものが一本あればこと足ります。シニア世代になると、大量に料理をつくる機会も減ってきますし、かぼちゃのような硬い野菜は、レンジ加熱してから切ります。

シニア世代のキッチン用具との上手なつき合い方は、専用の道具は手放して、自分のお気に入りを一つ持って、上手に使い回していくことだと思います。

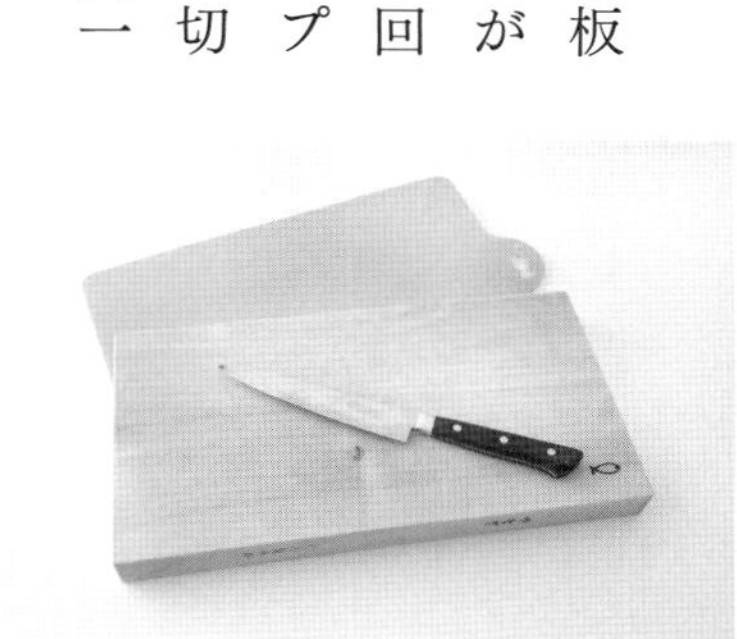
お気に入りの柳のまな板。カッティングボード、小回りのきく包丁があるとよい

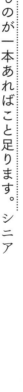

キッチンにいらないもの

重くて場所をとるので不要になるものは、他にもあります。

・**大きなすりばち**……マグカップ大の小さなもので充分
・**コーヒーメーカー**……マグカップ大のコーヒーフィルターがあれば充分
・**大皿**……大人数で食事をする機会が減れば、不要

今のコンパクトなキッチンになったときに、真っ先にさよならしたのが、三角コーナーです。場所をとることも理由のうちですが、わざわざ水切り網を買わなくても、チラシで充分だと思ったからです。

新聞にはさまれてくるチラシを箱型に折って、シンクの片

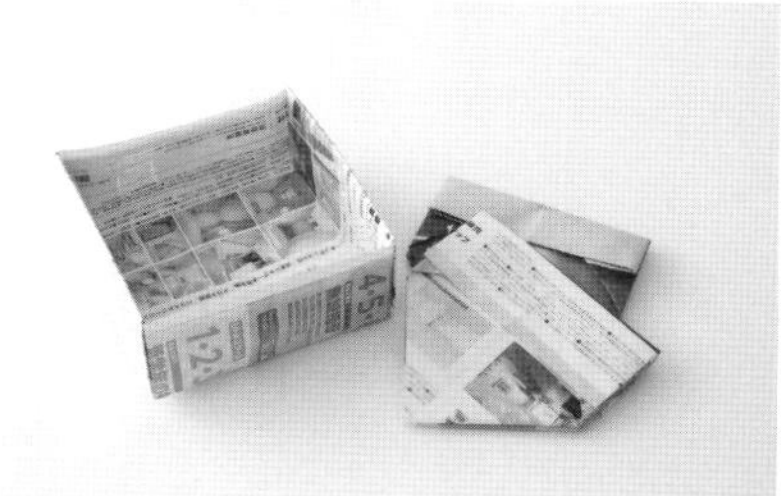

三角コーナーのかわりに、チラシで折った箱を使う

隅に置き、生ごみはここへ捨てます。ごみ削減のためにも、水分はできるだけ切ってから捨てる必要があるので、調理段階からできるだけ水分を残さないようにして、水が切れるのを待って、最後は箱ごと捨てています。この箱は、つくり方を覚えておくと引き出しの中や冷蔵庫の整理にも使えます。

だんだんと物を減らしていくときに、真っ先に不要になるのは、専用の道具です。小物もたくさんあります。

- **栓《せん》抜き・缶切り**……最近はなくても開けられる缶や瓶がほとんど
- **うろこ引き・骨抜き**……シニア世代になったら、お魚は缶詰か切り身で充分
- **りんごの芯とり・メロンやすいかの丸型くりぬき器**……包丁で切れば充分
- **ホットサンドメーカー**……トーストでサンドイッチをつくれば充分

わざわざ買いかえたり、まだ使えるのに処分したりする必要はありませんが、長年使ってそろそろ寿命かな、と思ったときや、ちょうど壊れたときは、ダウンサイズするチャンスです。

あると便利な道具

逆に専用の道具でも、あると便利な道具がいくつかあります。

- **キッチンばさみ**……袋が開かなくてイライラするときにはすぐ使う
- **ピーラー**……皮むき器。せん切りにするかわりに使う
- **おろし金**……長芋や大根おろしがあると食生活が豊かになる

また、重くても、若い人よりむしろ、シニア世代にとってはあると便利な道具がいくつかあります。

- **フードカッター**……ポタージュやそぼろなど、シニア世代にやさしいメニューをつくることができる

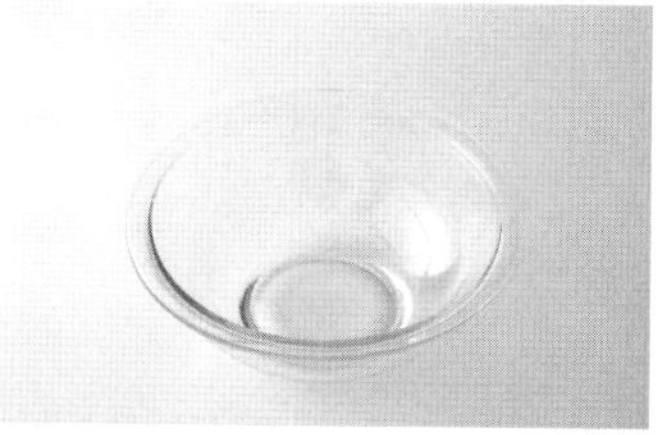

耐熱ボウルが一つあると、残り野菜を電子レンジ加熱でおいしく食べられる

- **土鍋**……ご飯があっという間に炊けて、余熱調理できるので電気代の節約になる
- **湯沸《わ》かし保温ポット**……お湯が沸くと自動的にスイッチが切れるので消し忘れを防げる
- **電子レンジ・耐熱ボウル**……楽に調理ができて、そのまま冷蔵保存も可能

そして、シニア世代に欠かせないキッチンアイテムが冷凍保存袋（フリーザーバッグ）です。冷凍保存の食材があると毎日の食事の準備が一気に楽になります。

冷凍保存袋は小さなものがおすすめです。大きいと入れにくいですし、小分けにできない不便さがあります。今日食べる分だけ解凍するためには、小さな保存袋が一番適しています。上手な冷凍のコツは、できるだけ平らに薄く広げて入れて、固まるまで寝かせて冷凍、固まったら立てて収納すること。こうすれば場所もとらず解凍も楽です。

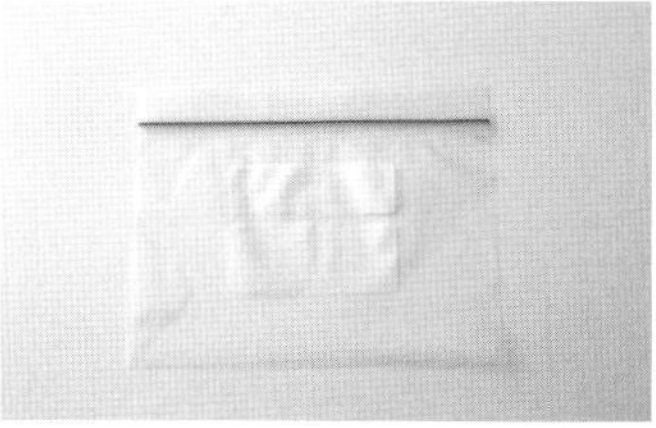

小さな冷凍保存袋は、シニア世代の必須アイテム

お気に入りの道具

他にシニア世代にぴったりで、私も気に入って使っている道具をいくつかご紹介します。

- **タイマー**……大きな音が出るもの
- **マッシャー**……じゃが芋やかぼちゃをつぶす道具。小ぶりでシンプルなものがよい
- **手ぬぐい**……布巾がわりに
- **小さなスポンジ・石けん**……シンクの片隅に置いておく

シニア世代になると圧倒的に鍋を焦がす率が上がります。そうならないように、**大きな音の出るタイマーがあると安心。**色がきれいで形が気に入ったものなら、置いておくだけで安心感

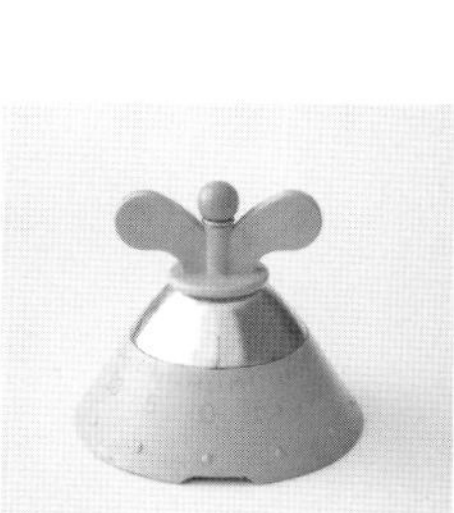

大きな音が出るビタミンカラーのタイマー

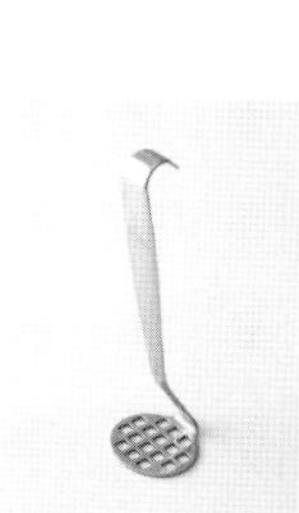

洗いやすくて場所をとらない、シンプルなマッシャー

が高まります。私は長年ビタミンカラーのタイマー（裏表紙）を愛用しています。

また、ものをやわらかくして食べることが多くなるのもシニア世代の特徴。つぶす道具はいろいろありますが、一番シンプルなマッシャーは洗うのも、収納も楽です。フォークでも代用できますし、包丁のみねでたたいても問題ありませんが、マッシャーがあると短時間に小さな労力でできます。

手ぬぐいは、大判なので使い勝手もよく、驚くほど速く乾くので、布巾より便利で、私はキッチンには布巾がわりに手ぬぐいを置いています。

スポンジ・たわし・洗剤のセットは欠かせませんが、それ以外に、小さくカットしたスポンジを置いています。角を使うと、洗いにくい小さな隙間《すきま》も洗いやすくなります。手を洗う石けんは、オクラなどの入っていた小さなネットに入れています。汚れにくく、泡立ちもよくなるので快適に使えます。

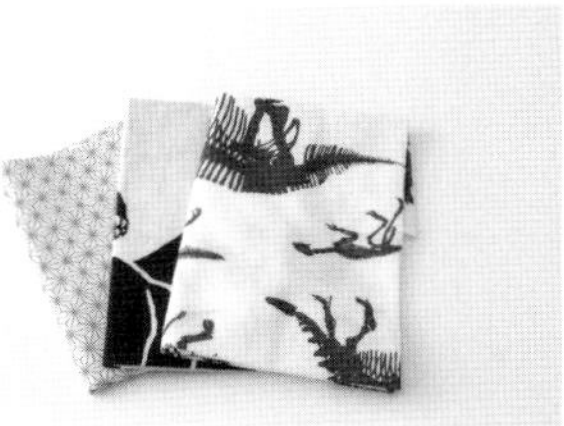
すぐ乾く手ぬぐい

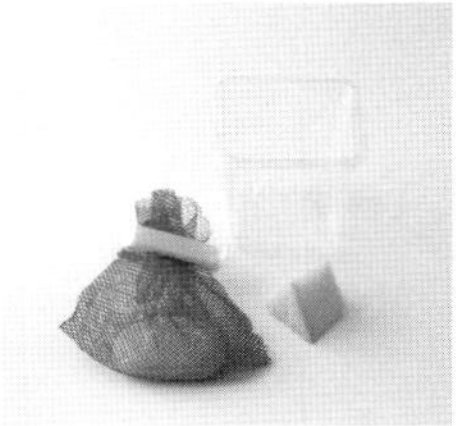
シンクの片隅に置きたいカットスポンジと石けん

シニア世代こそワンプレート

長年食育に関わってきて、子どものワンプレートにはずっと反対してきました。いくつかの料理がのせられてバランスよく食べられるように思うかもしれませんが、子どもにとっては手に持って食べられないので、姿勢も悪くなりがちなのが気になります。

でもシニア世代にはおすすめです。シニア世代は、一度の食事で少しずつたくさんの種類のおかずを食べることが大切です。そのためには、このお皿はぴったり。私もシニア世代になってから、このお皿を買ってみたら、とても楽でした。

いくつかおかずをつくって、一つのお皿に盛ると、味が混ざってしまうこともありますが、こういったお皿ならば、仕切りがあるので、煮物など汁気のあるものを盛っても味が混ざることなく、洗い物も一つで済みます。ちゃんとつくり置きや常《じょう》備菜《びさい》があれば、ここに青菜のお浸し、きのこのマリネ、切干し大根、にんじんの和え物、といった具合に違う色のおかずを盛れば、自然と栄養バランスが整います。

つくり置きや常備菜のない人も、このお皿を使えば、からっぽは寂しいので、もう一品つくりたくなるでしょう。そうなると、今日はラーメン一杯食べておしまい、という暮らしにはならないので、品数を多く食べられるようになります。**品数を多く食べるということは、自然と栄養バランスが整う**ことになりますが、他にもさまざまなメリットがあります。

例えば、品数を増やすと、自然と一品の分量は減ります。それは、危険の回避《かいひ》にもつながります。もし気になる添加物《てんかぶつ》が使われていたり、脂肪分や塩分、糖分が多く入っていたとしても、そういうものは食べてはいけないわけではなく、**食べすぎるからいけない**ので、少量であれば、気にする必要はありません。甘いものも、脂っこいものも、塩味の強いものも、少しなら大丈夫。いつもがまんしていた人も、これならやってみたくなりませんか?

わざわざ買いにいく必要はありませんが、もし家にあるなら、シニア世代はフル活用されるとよいと思います。

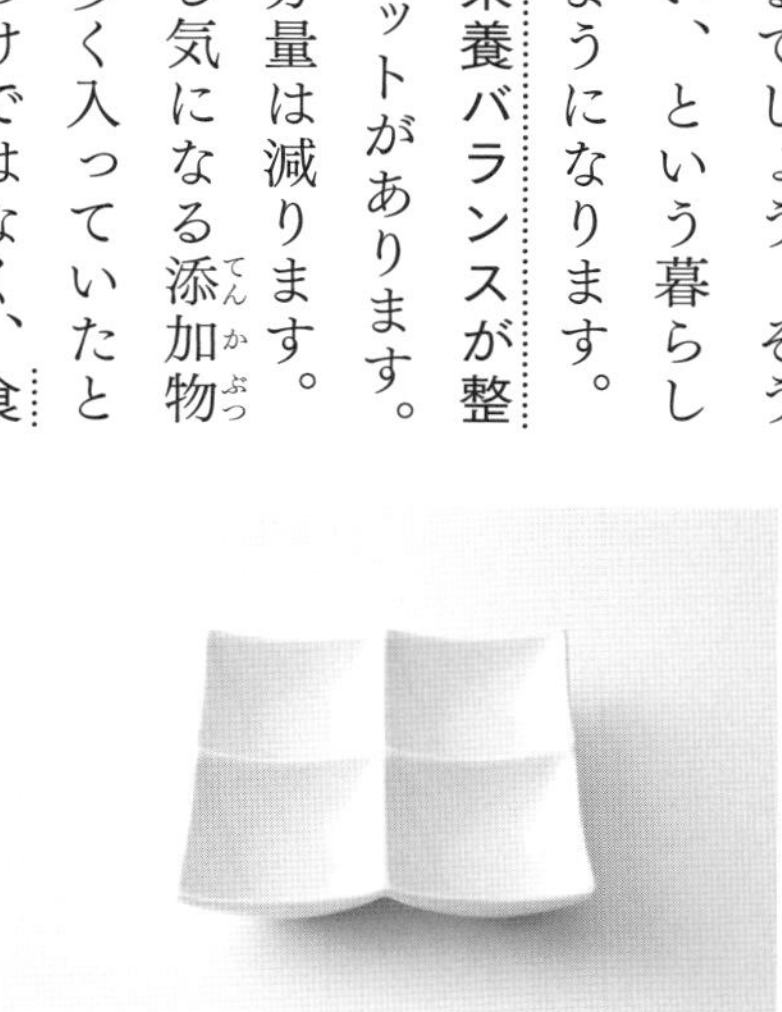

シニア世代にぴったりのワンプレート

トレイ暮らし

食器が好きな方は、気に入ったものをそろえて大事にされている方も多いことでしょう。シニア世代になったらあれこれいろいろそろえるより、一番お気に入りを一つだけ決めておくとよいと思います。定番を持つと、それだけで暮らしがシンプルになります。

私は、シニア世代になってから、トレイを愛用するようになりました。持ち運べるのでランチョマットより便利です。

・事前にセットしておけば、用意が楽
・景色がよい季節は窓際、具合悪いときはベッド、など好きな場所に運んで食べられる
・こぼしても大丈夫

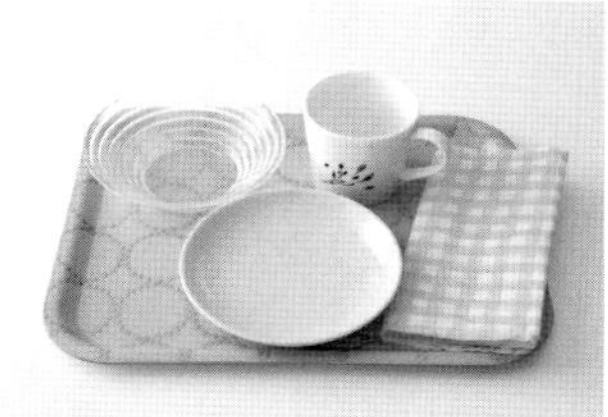

朝食セット

いつも夜寝る前に朝食セットをトレイにセットしておきます。娘からプレゼントされた黄色のトレイに、フルーツ皿、パン皿、マグカップ、手ぬぐいをセットしておきます。私の唯一のぜいたくは、朝食に三種類の季節のフルーツをいただくことです。寝る前にフルーツ皿をセットしておくと朝まだ頭が働いていないときでも、トレイを見ればさっと朝食の準備ができます。薬も置いておけば、飲み忘れも防げます。こうして**流れをつくっておくと、準備のストレスが減ります。**

朝食の後、十一時ぐらいにお気に入りの湯飲みで日本茶、昼食の後、三時ごろ黄色いウェッジウッドのカップで紅茶をいただくのが日課です。

お茶の時間は一かけらのお菓子が楽しみ。ケーキ一個、プリン一個などでは多すぎます。**主役はお茶で、お茶をおいしくいただくための小さなお菓子があれば充分。**小さなお皿を用意して、そこにのるお菓子をほんの少しいただいています。

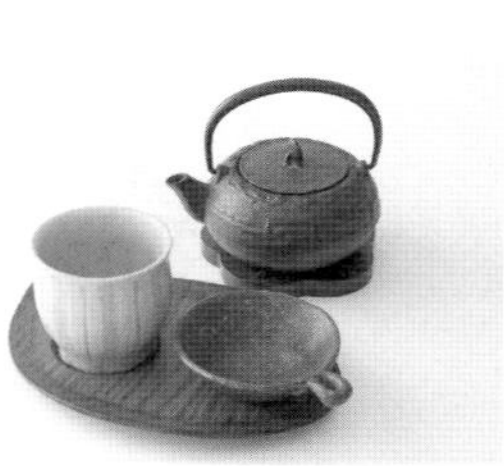
十一時のお茶セット

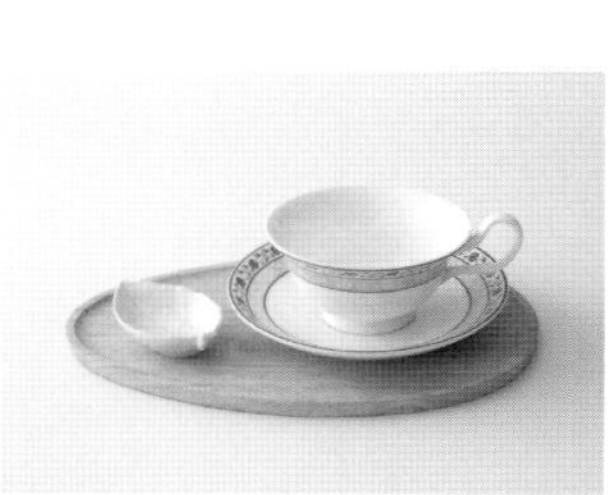
三時の紅茶セット

京子の部屋
てぬぐい活用法

　乾くのが早いので、キッチンに布巾がわりに、てぬぐいを置いていますが、最近はでかけるときもバッグに一枚、てぬぐいを入れています。若いころは、毎年楽しみにブランドのハンカチを買ったりしていましたが、最近、もうハンカチはいらないなと思います。手ぬぐい一本あれば、ハンカチよりも重宝します。

・冷房が寒いとき、スカーフがわりに首に巻く
・食事中、ひざにおくとしっかりカバーできる
・ケガをしたら包帯にしたり、首から吊って三角巾に
・夏はパジャマと背中の間に入れて汗取りに

　など、ハンカチではできないことができて便利です。手ぬぐい屋さんも今はおしゃれで、いろいろな柄があります。本のようになっていて、開くと絵柄がストーリー仕立てになっているものも。

　人に贈っても喜ばれますし、江戸の文化を残すことにもつながります。お気に入りの一枚を探すことが、最近の私の楽しみです。

第七章

シニア世代のおやつ

――食はありがたいご縁を生む

シニア世代のおやつは心の栄養

食が細くなってしまって、たくさん食べられないけれど、お菓子なら食べられる、という方も多いのではないでしょうか？　お昼が焼き芋だけ、あんぱんとみかんだけ、という話もよく聞きます。

でも、シニア世代は、栄養面だけで言えば、お菓子は食べなくてもよいのです。おやつとはそもそも、一日三食では一日分の栄養を充分に摂り切れない胃袋の小さな子どものためのもので、三食で充分に栄養を摂ることのできる胃袋を持った大人には必要ないのです。でもそう言ってしまうと、なんだか寂しい響きがありますよね。甘いものを好きな方は多いですし、甘いものを食べるとなんだかほっこりするものです。

お菓子を食事のかわりにしてしまうと、一回の食事で摂るべき栄養素が摂れなくなるので、お菓子を食べるなら、食事がわりにせず、おやつとして食べるのがよいでしょう。少し食べるのであれば、糖分の摂りすぎやエネルギー過多を気にする必要もなく、逆に心の栄養になるのではないでしょうか。

とはいえ、一人暮らしだったり、二人暮らしでもパートナーは甘いものが苦手、という事情があったりすると、ケーキにしても和菓子にしても、なかなか手を出せません。一つだけは買いにくいものです。買いにくいからといって、三つ四つとまとめ買いにすると、全部食べることになり、食べすぎになります。そこで私がおすすめしたいのは、必要な分だけ、おやつを手づくりすることです。

お客さまを家にお呼びするとき、ちょっと高級なお菓子をご用意しようものなら、けっこうな出費になります。また、それがハードルとなって、家にお客さまを呼びにくくなることもあります。素材を買うだけなら、気にするほどの出費になりませんし、何より、手づくりした、というストーリーが生まれますから、お客さまとの会話にも花が咲くでしょう。私は、それこそ料理の醍醐味だと思います。できあがったお菓子がおいしければ、本人がうれしいだけでなく、一緒に食べたお客さまにも、楽しい印象が残ります。

家にある素材で、レシピがなくても、十分もあればつくれる簡単で見映えのよいものだけを集めました。ぜひ気軽にチャレンジしてみてください。

マグカップケーキ

混ぜてチンするだけ

ドーナツ屋さんもマフィン屋さんも、おいしいお店は世の中にはたくさんあるけれど、どこもみな、何個かまとめて売っていますよね？　それをうっかり買うと、本当はほしいのは一つだけなのに、「もったないから」と、買った分だけ食べ続けなければならなくなり、それが肥満や糖尿病につながっていきます。

一個だけ買うわけにはいきませんが、家にマグカップと電子レンジがあれば、簡単に、カップケーキをつくることができます。

マグカップケーキ（1カップ分）

●用意する道具

マグカップ、竹串

●材料

卵……小1個

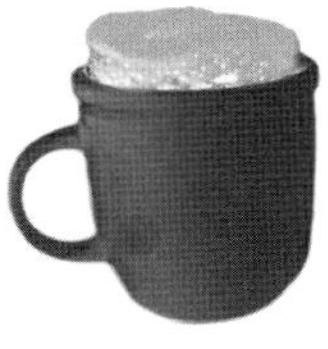

砂糖……大さじ1
牛乳（またはヨーグルト）……大さじ1
ホットケーキミックス……大さじ4強

●つくり方

①マグカップに卵を割り入れ溶きほぐし、砂糖と牛乳を加えてよく混ぜる
②ホットケーキミックスを加えて混ぜ合わせる
④電子レンジで1分30秒ほど加熱する

ホットケーキミックスに抹茶小さじ1を混ぜ、甘納豆を加えれば和風ケーキ、砂糖のかわりにジャムを加えればフルーツケーキ、ココアや刻んだチョコレートを入れればチョコレートケーキになります。糖分を入れず、ベーコンと粉チーズでつくれば、ケークサレができて、お酒のおつまみにもなります。

電子レンジにかけるときは、庫内を見ながら、膨らんできたら止めて、竹串を刺して確認しましょう。竹串が濡れていたら、10〜20秒ずつ加熱時間を追加していくと安心です。

一口サイズのレアチーズケーキ

重ねるだけ

ケーキもなかなか一切れだけは買いにくいもの。また、シニア世代にとっては、普通サイズのケーキ一切れも、ちょっと多いな、と感じることもあるでしょう。この「一口サイズのレアチーズケーキ」は、スーパーで買える、個包装のクリームチーズで簡単につくることができます。糖分は、ジャムやドライフルーツなど冷蔵庫にたまたまあるもので充分。季節のフルーツをのせれば、一年中、違った味を楽しむこともできます。

お茶の時間に一口サイズの小さなおやつがあると、お茶がよりおいしくいただけます。

一口サイズのレアチーズケーキ（1個分）

●用意する道具

特になし

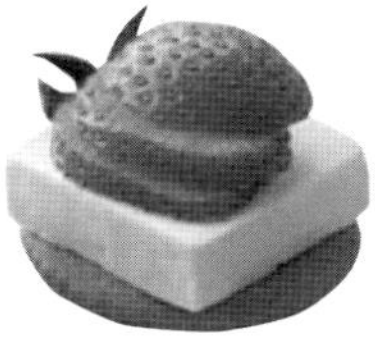

●材料

クラッカーまたはビスケット……1枚
牛乳……適量
クリームチーズ（個包装）……1個
糖分（ジャム、ドライフルーツ、季節のフルーツなど）……適量

●つくり方

①クラッカーまたはビスケットを牛乳で湿らせる
②①の上にクリームチーズをのせる
③②の上にジャムやドライフルーツ、季節の果物などをのせる

サクッとした歯触りを楽しみたい方は、クラッカーやビスケットは牛乳で湿らせず、そのままでも大丈夫です。ジャムをのせた後、あればミントの葉などを飾ると、彩りがよくなります。

私は、少し酸味のあるあんずジャムを載せて、リボベジで育てたにんじんの葉を飾るのが定番です。

マシュマロムース　溶かして固めるだけ

とにかく簡単にできるスイーツを！　とリクエストされたときに、よく私がご紹介しているのが、この「マシュマロムース」です。

マシュマロは卵の白身を泡立てたメレンゲ、砂糖、ゼラチン、バニラエッセンスでできています。ムースをつくるのに必要な材料が全部入っているので、いわば、「ムースの素」みたいなものです。マシュマロを加熱して溶かして、再び冷やせば、ムースができあがります。

マシュマロムース（2個分）

●用意する道具

耐熱ボウル、ココットなどの器

●材料

マシュマロ（白）……60g

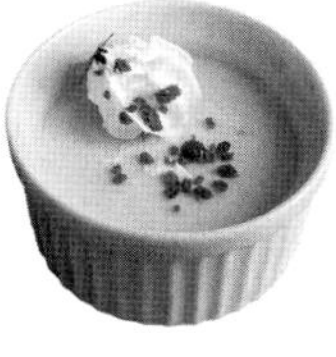

牛乳……大さじ6

●つくり方

①耐熱ボウルにマシュマロと牛乳を入れ、ラップをかけ、電子レンジで1分加熱してよく混ぜる
②粗熱がとれるまでゆっくりかき混ぜ、とろりとしたらココットなどの容器に流し入れる
③冷蔵庫で冷やし固める

マシュマロ60gに対して牛乳大さじ6、レンジ60秒というのが基本。とても覚えやすい数字です。ただ、商品により多少特性が異なるので、好みの固さになるよう、いろいろ試してみてください。

刻んだチョコレートやココアを入れれば、チョコレートムースになりますし、真っ白なムースをつくって、季節の果物を飾ったり、鮮やかな色のジャムやドライフルーツをのせたりするのもおすすめ。牛乳に紅茶を煮だして、ミルクティーにしてつくれば、紅茶のムースもできます。仕上げに生クリームを飾ってもきれいです。

グラノーラバー　溶かして固めるだけ

これもマシュマロの特性を生かしたおやつです。

グラノーラは、さまざまなメーカーから発売されていますが、大体大袋で売られています。食べ切れずに余ったときに、これをつくると、おいしく食べ切ることができます。

グラノーラも商品によって特性が異なるので、商品の特性に合わせて、ドライフルーツなどを混ぜてフレーバーを足すと、よりおいしさが広がります。

グラノーラバー（14㎝×12㎝　1枚分）

●用意する道具

フライパン、オーブンシート

バット（14㎝×12㎝　または保存容器など）

●材料

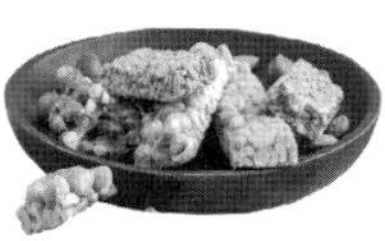

マシュマロ（白）……60g
バター……大さじ2
グラノーラ……70g

●つくり方

①フライパンにマシュマロとバターを入れて弱火にかけ、木べらでゆっくりかき混ぜながら、全体がとろりとするまで煮て、火を止める。
②グラノーラを加え、全体がしっとりするまで混ぜ、オーブンシートを敷いたバットに流し入れ、手早く平らにのばし、粗熱をとる
③冷蔵庫で30分ほど冷やし、ナイフで12等分に切り分ける

アレンジするなら、レーズンやドライマンゴー、干しあんずなどを刻んで混ぜると、風味と彩りが楽しめます。ココアやチョコレートを混ぜれば、黒い色のココアグラノーラバーができて、コーヒーにぴったり。抹茶を混ぜれば、緑色の和風グラノーラバーになるので、日本茶にも合います。

リメイク水ようかん

溶かして固めるだけ

ようかんをいただくときは、大体二本か三本セットの高級ようかんです。でも、一人だと、食べ切れないことがほとんど。私の場合も、ようかんをいただくと大体食べ切れずに残ることになります。でもせっかく心をこめて選んでいただいた高級ようかんですから、なんとかおいしく食べ切りたい……。

そんなときによくするのが、この方法です。ようかんは重たく感じても、つるんとのど越しのよい水ようかんなら、シニア世代のおやつにぴったりです。

リメイク水ようかん（4人分）

●用意する道具

鍋、流し箱またはココットやガラスの器などの容器

●材料

水……1½カップ（300㎖）

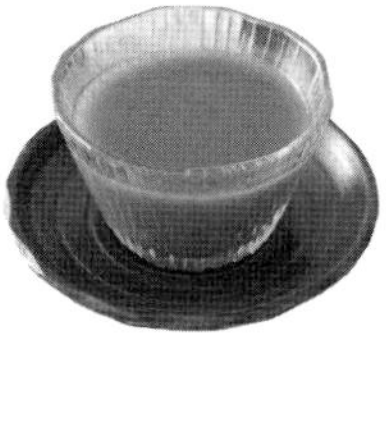

粉寒天……1.5g
ようかん……2切れ（約100g 市販のミニようかんなら2本）
砂糖……適宜（ようかんを煮溶かす際、甘さが足りなければ加える）

● つくり方

①鍋に水を入れ、粉寒天をふり入れ、中火でゆっくりかき混ぜながら煮て、沸騰したら弱火にして1〜2分煮てから、刻んだようかんを加えて溶かす
②1〜2分煮たら火を止め、水で濡らした容器に流し入れる
③冷蔵庫で冷やし固め、必要なら切り分ける

ようかんはあんこを固めたものなので、加熱して溶かせば、あんことして再利用できます。水を加えて電子レンジで加熱すれば、とろとろの即席お汁粉にもなります。冬なら、水ようかんよりこちらのほうが、よいでしょう。

その素材が何でできているか分かると、アレンジのアイデアもいろいろ思いつくものです。ただ、ようかんも商品によって特性が異なるので、好みの固さになるよう、いろいろ試してみてください。

金時しぐれ

成型してチンするだけ

あんこは、わざわざ小豆から煮なくても、いろいろな方法があります。ようかんを溶かすのも一つの方法ですが、一番簡単な方法は、スーパーなどで売っている、甘い煮豆を購入して、袋ごとつぶすことです。この方法だと、市販されている豆の種類がいろいろありますので、うぐいすあん、白あん、金時あん、黒豆あんなど、さまざまな色のあんを楽しむことができます。

ぺちゃんこにつぶしたら、真空パックのまま冷凍しておけば、使うときに使う分だけとり出せばいいだけです。

●材料

金時しぐれ（八切れ分）

●用意する道具

巻きす、ラップ

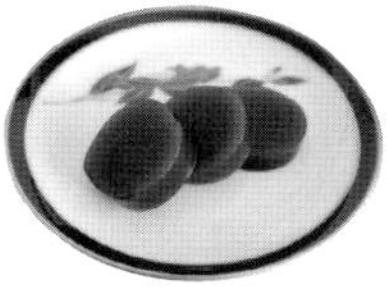

市販の甘い煮豆(金時豆など)……1袋(130g)
きな粉(または小麦粉、そば粉)……大さじ3

●つくり方
①煮豆をつぶし、きな粉または小麦粉などとよく混ぜる
②巻きすの上にラップを広げ、①をのせて長さ10㎝の筒状に成形する(このとき、ラップはきつく巻きすぎないようにする)
③電子レンジで1分30秒～2分加熱し、冷めたら輪切りにする

豆は食物繊維が多く、きな粉は大豆イソフラボンが骨にいいのでシニア世代にはおすすめのおやつです。

急にお客さまがくるときでも、煮豆さえ冷凍庫にあれば、解凍して、粉を混ぜて、電子レンジに2分かければできるので、とっても簡単。高級和菓子のようなおやつがすぐにできます。

和菓子屋さんやデパートにわざわざ買いに行かなくても、いつでも和菓子が楽しめます。

おやつ

京子の部屋

シニア世代は見栄より得を

「家に人を呼びたくない」という人は少なからずいます。私の周りにも多く、「なぜ?」と聞いてみると、「家が片づいていないから」「自分の暮らしが見られるのがいや」といった答えが返ってきます。でも誰の家だって片づいていないし、誰にだって暮らしがあるのは当たり前。そんなことを気にしていたら人を呼べません。

家には招いてくれないけれど、レストランで御馳走《ごちそう》してくださるという方もいますが、おしゃれして出かけていくだけじゃ、深い関係は築けませんよね。

60歳になったら、自分をよく見せようと取り繕《つくろ》うより、ありのままの自分でおつき合いしたら、困ったときに助け合える関係を築けるのではないかと思います。

また、シニア世代は何かと過去の偉業を背負いがちですが、そんなの疲れるだけ。一刻も早くおろしたほうが、自分も周りも楽です。どんな立派な過去があろうと、どうせ、お爺さんお婆さんになったら、「みんないっしょ」なんですから……。

シニア世代の食のクイズ

――食は脳を活性化させる

Q1

次の3つの青菜の和え物のうち、**骨の健康**に一番よいのはどれでしょう？

①みぞれ和え
②納豆和え
③ピーナツバター和え

A 骨は約三年のサイクルで新しくつくりかわるので、骨に必要な栄養素を摂ると、強い骨づくりに役立ちます。骨によい栄養素は、日光にあたると生成されるビタミンD、骨の基盤をつくるカルシウム・たんぱく質・ビタミンC、骨の目減りを防ぐビタミンKなどです。これらがバランスよく含まれるものといえば、**答えは②**で、納豆和えです（P98中）。

＊注意　ワファリンを処方されている方は、許容量以上のビタミンKを摂取しないようご注意ください

Q2

シニア世代に一番おすすめの**主食**は次のうちどれでしょう？

①ご飯
②パン
③麺類

A

日本人は高血圧民族と言われています。塩分という視点でみると、**答えは①のご飯です。**

三つのうち、ご飯だけが無塩です。パンは塩や脂《あぶら》が入っていますし、うどんにも塩が入っています。パスタはゆでるときに塩を入れ、かけるソースにも塩と油を使います。

ご飯の適量は一食一杯。主食はご飯一杯、というのが一番健康的です（P18）。

Q3

健康的な**お酒の飲み方**で、一番大事なことは次のうちどれでしょう？

① 飲むお酒の種類
② 飲む量
③ 飲むスピード

A 答えは②です。アルコールは摂取量がカギです。日本酒一合、ビール一缶程度なら善玉コレステロールを増やすと言われていますが、それ以上多くなると悪玉コレステロールを増やします。

問題は、習慣化して量が増えることと、お酒に合わせて、塩分や脂肪分の高い食品を摂りすぎることです。適量を飲めば何を飲んでも同じです。

Q4

免疫力維持には**腸内環境**が重要です。一日に必要な食物繊維をバナナに換算すると何本分でしょう？

① 約5本
② 約10本
③ 約15本

A

腸内環境のために摂取したい食物繊維の目標値は、65歳以上の男性は20g以上、女性は17g以上です。バナナに換算すると、バナナ1本（可食部100g）に含まれる食物繊維は1.1gなので、女性の場合**答えは③**の約15本です。食物繊維が多いと言われる食品でも、一品だけでは必要量を摂れません。いくつかの食品を組み合わせることが大事です。

Q5

次の3つのうち、100gあたりの**カロリー**が一番低いのはどれでしょう。

① オリーブ油
② 亜麻仁油
③ バター

A オリーブ油も亜麻仁《あまに》油も植物油です。植物油大さじ1（12g）のカロリーは108kcalで、同じです。油の種類によりあまり変わることはありません。一方バター大さじ1のカロリーは84kcalで、植物油より低いため、**答えは③**のバターです。

料理の仕上げにバターを少量加えると、風味もこくもアップして、おいしくなります（P103下）。

Q6

シニア世代が一日に摂るべき**水分量の目安**は次のうちどれでしょう?

①コップ2～3杯
②コップ4～5杯
③コップ6～7杯

A シニア世代になるとのどが渇《かわ》きにくくなるので時間を決めて水分補給しましょう。**答えは③**で、一日にコップ6杯、できれば7杯摂りましょう。起き抜けに1杯、朝・昼・晩の食事にお茶か水か汁物を。午前・午後にお茶の時間を設け、風呂上がりに1杯。合計7回、できれば糖分、カフェイン、カロリーのないものを摂るのがおすすめです（P70）。

Q7

一日に必要な**カルシウム量**を牛乳に換算すると、大体何カップ分でしょう?

① 1カップ
② 3カップ
③ 5カップ

A **答えは②**の3カップです。牛乳1カップは、スライスチーズ2枚、ヨーグルト1カップ、などに置き換えられます。60〜74歳の一日のカルシウム推奨量は、男性750mg、女性650mgです。

朝・昼・晩と三度の食事やおやつに牛乳や乳製品をとって、一日に必要なカルシウム量の半量程度を牛乳・乳製品から摂るようにしましょう。

Q8

毎日大さじ1摂るだけで**血圧、コレステロール値、血糖値**の改善に役立つのは、次のうちどれでしょう？

①酢
②はちみつ
③オリーブ油

A

血圧、コレステロール値、血糖値の乱れは、生活習慣病の三大要因と言われています。

答えは①の酢です。 毎日大さじ1の酢を摂ると、酢酸成分の働きで、高めの血圧・コレステロール値・血糖値が下がる、という研究結果があります。

酢が苦手な方も甘酢づけ（P57）や、にんじんソース（P107）なら手軽に酸味成分を補給できます。

Q9

たんぱく質の摂取を一番心がけなければならないのは、次のうちいつでしょう？

① 朝食
② 昼食
③ 夕食

A 答えは①の朝食です。

寝ている間にも骨と筋肉は分解と合成をくり返しています。朝こそ、たんぱく質を摂ることが大事です。ご飯なら卵焼き・焼き魚・納豆、パンなら目玉焼き・ハム・チーズなど、たんぱく質をきちんと摂るようにしてください。最新の時間栄養学では何をどれくらいだけでなく、いつ食べるかも大事だとされています（P69）。

Q10

100g中の**コレステロール**含有量が一番多いのは、次のうちどれでしょう？

① 牛サーロイン肉（和牛・脂身つき）

② 豚ばら肉（大型種・脂身つき）

③ 鶏もも肉（親鶏・皮つき）

A

動脈硬化《どうみゃくこうか》を予防するためにコレステロールに注意している人も少なくないでしょう。各100gで見たコレステロール含有量は、牛サーロイン肉が86㎎、豚ばら肉が70㎎、鶏もも肉は90㎎で、**答えは③**の鶏もも肉です。カロリーはそれぞれ、460kcal、366kcal、234kcalで、カロリーとコレステロール含有量とは数字が異なります。

おわりに

最後まで読んでいただき、ありがとうございました。シニア世代になると、文字を読むのがつらいときもあるものです。暮らしの中でできないことも増えてきます。この前まで手がとどいた棚の上の荷物がとれなくなったり、交差点で青信号が渡りきれなくなったり。骨の代謝が落ちて身長が縮み、筋力も落ちてくると、そういうことも起こります。

「私はまだ大丈夫」

はＮＧワード。いつかそうなる日がくることを自覚して、暮らしを整えることが、幸せに年を重ねるための条件ではないかと思います。そのための第一歩が食事を整えることです。食事を整えれば、生活リズムが整い、毎日を心地よくすごすことができて、健康寿命も延びます。

筋力が落ちて疲れやすくなったら、その分、栄養をしっかり摂りましょう
味覚が落ちて味が濃くなり始めたら、香味野菜やごまを添えてみましょう

握力が落ちて瓶があけにくくなったら、太い輪ゴムを使ってみましょう

新しい料理に挑戦したり、心地よい香りをかいだり、自分で問題を解決したりすることは、脳を刺激します。料理にはそういった機会がたくさんあります。

最近は、パウチごはんや調理済みの惣菜を愛用するシニア世代も増えていると聞きます。効率よく楽をすることはいいことですが、炊き立てのご飯のふっくらした食感や、ごぼうの皮にある懐かしい大地の風味も、たまに感じていただきたいと思います。

私が一番大事にしているのは、三度の食事です。不安の多い世の中でも、食事を通して、「あったかい」「やわらかい」「おいしい」という感覚を味わうことは、幸福や安心を感じることにもつながります。この本が少しでも助けになれば幸いです。

二〇二三年秋

本多　京子

素材名◆索引

料理名◆索引

● 著者プロフィール
本多 京子（ほんだ・きょうこ）

医学博士・管理栄養士。実践女子大学卒業後、早稲田大学研究員を経て、東京医科大学で医学博士号を取得。日本体育大学では「子供の食と栄養」を35年間担当。健康と栄養について、わかりやすく楽しいアドバイスやヘルシーで気軽につくれるレシピを提供。これまで国民運動「新健康フロンティア戦略」の健康大使、食育学会理事などを務め、幅広い支持を集める。著書に『シニア世代の食材冷凍術 楽らく、ムダなく、健康に』（講談社）、『別冊NHKきょうの料理 シニアの健康サポート！1人分の簡単レシピ』（NHK出版）、『60代からの暮らしはコンパクトがいい「食」からはじめるシンプルな快適生活』（三笠書房）ほか多数。

装幀・本文デザイン　河村 かおり（yd）
写真撮影　渡辺 七奈
本文組版　（有）ダイワコムズ

**一食一品《いっしょくいっぴん》つくるだけで栄養《えいよう》がしっかりとれる
シニアごはん**

2023年12月13日　第1刷発行

KODANSHA

著　者　本多《ほんだ》 京子《きょうこ》
発行者　清田 則子
発行所　株式会社講談社
〒112-8001　東京都文京区音羽2-12-21
販売 03-5395-3606
業務 03-5395-3615
編　集　株式会社講談社エディトリアル
代　表　堺 公江
〒112-0013 東京都文京区音羽1-17-18　護国寺SIAビル
編集部 03-5319-2171
印刷所　株式会社東京印書館
製本所　株式会社国宝社

ISBN978-4-06-533955-8